Contribution à l'étude descriptive des réadmissions

Amara Bamba

Contribution à l'étude descriptive des réadmissions

Profil des patients réadmis à l'hôpital psychiatrique de Bingerville (Cote d'Ivoire)

Presses Académiques Francophones

Mentions légales / Imprint (applicable pour l'Allemagne seulement / only for Germany)
Information bibliographique publiée par la Deutsche Nationalbibliothek: La Deutsche Nationalbibliothek inscrit cette publication à la Deutsche Nationalbibliografie; des données bibliographiques détaillées sont disponibles sur internet à l'adresse http://dnb.d-nb.de.
Toutes marques et noms de produits mentionnés dans ce livre demeurent sous la protection des marques, des marques déposées et des brevets, et sont des marques ou des marques déposées de leurs détenteurs respectifs. L'utilisation des marques, noms de produits, noms communs, noms commerciaux, descriptions de produits, etc, même sans qu'ils soient mentionnés de façon particulière dans ce livre ne signifie en aucune façon que ces noms peuvent être utilisés sans restriction à l'égard de la législation pour la protection des marques et des marques déposées et pourraient donc être utilisés par quiconque.

Photo de la couverture: www.ingimage.com

Editeur: Presses Académiques Francophones est une marque déposée de
Südwestdeutscher Verlag für Hochschulschriften GmbH & Co. KG
Heinrich-Böcking-Str. 6-8, 66121 Sarrebruck, Allemagne
Téléphone +49 681 37 20 271-1, Fax +49 681 37 20 271-0
Email: info@presses-academiques.com

Produit en Allemagne:
Schaltungsdienst Lange o.H.G., Berlin
Books on Demand GmbH, Norderstedt
Reha GmbH, Saarbrücken
Amazon Distribution GmbH, Leipzig
ISBN: 978-3-8381-8882-9

Imprint (only for USA, GB)
Bibliographic information published by the Deutsche Nationalbibliothek: The Deutsche Nationalbibliothek lists this publication in the Deutsche Nationalbibliografie; detailed bibliographic data are available in the Internet at http://dnb.d-nb.de.
Any brand names and product names mentioned in this book are subject to trademark, brand or patent protection and are trademarks or registered trademarks of their respective holders. The use of brand names, product names, common names, trade names, product descriptions etc. even without a particular marking in this works is in no way to be construed to mean that such names may be regarded as unrestricted in respect of trademark and brand protection legislation and could thus be used by anyone.

Cover image: www.ingimage.com

Publisher: Presses Académiques Francophones is an imprint of the publishing house
Südwestdeutscher Verlag für Hochschulschriften GmbH & Co. KG
Heinrich-Böcking-Str. 6-8, 66121 Saarbrücken, Germany
Phone +49 681 37 20 271-1, Fax +49 681 37 20 271-0
Email: info@presses-academiques.com

Printed in the U.S.A.
Printed in the U.K. by (see last page)
ISBN: 978-3-8381-8882-9

RESUME

Nous avons réalisé une étude rétrospective à visée descriptive sur 845 dossiers de malades réadmis à l'hôpital psychiatrique de Bingerville.

L'objectif de cette étude était:
-de contribuer au développement d'une philosophie de soins qui favorise le maintien des patients au sein de leur communauté.
-d'établir le profil du patient souvent réadmis.

Au terme de cette étude, nous retenons que :
-le pourcentage des réadmissions oscille entre 34,09% et 41,32%
-le patient réadmis est :
- un homme âgé de moins de 35 ans (78,1%)
- célibataire (66,5%)
- qui vit en zone urbaine (86,3%)
- élève, étudiant, sans emploi (46,3%)
- il est souvent sans activité rémunératrice (69,2%)
- présente une schizophrénie (30,3%) ou un trouble psychotique bref (25,6%)
- sa première hospitalisation a durée moins de trente jours (72,3%)
- son environnement familial est souvent conflictuel (23,6%)
- son traitement n'a pas été arrêté par le médecin (69%)

Mots clés : Réadmission - hôpital psychiatrique - profil

ABREVIATIONS

LISTE DES ABREVIATIONS

CES : Certificat d'Etude Spéciale

CI : Cote d'Ivoire

CHR : Centre Hospitalier Régional

CHU : Centre Hospitalier Universitaire

DSM : Diagnostic and Statistical Manual

EPI-THYMIQUE-MANIA: Episode thymique maniaque

EPI-THYMIQUE-DEPR : Episode thymique dépressif

HPB : Hôpital Psychiatrique de Bingerville

INSP : Institut National de la Santé Publique

OMS : Organisation Mondiale de la Santé

ONG : Organisation Non Gouvernementale

TROUBLES-PSYCHO-BREF : Troubles psychotiques brefs

TROUBLES-PSYCHO-IND : Troubles psychotiques induits par une substance

TROUBLES-PSYCHO-NS : Troubles psychotiques non spécifiques

TROUBLES SOMATO : Troubles somatoformes

USA : Etats-Unis d'Amérique

SOMMAIRE

" Depuis que l'on a enfermé les malades mentaux, les aliénistes n'ont jamais rêvé que de les faire sortir, et les psychiatres aujourd'hui ne songent qu'à ne pas les faire entrer dans leurs services hospitaliers.

Tel est en effet, le sens des progrès qui n'a jamais cessé d'améliorer les conditions thérapeutiques de l'assistance aux malades. "

Henry Ey, 1975

INTRODUCTION

Depuis la découverte de la chlorpromazine en 1952, la psychiatrie et sa pratique ont connu un bouleversement heureux du fait des progrès issus :

– des recherches de BROWN puis de VAUGHN et LEFF en Angleterre pour clarifier le concept des émotions exprimées par la famille en tant que prédicteur d'une rechute. [38]

– des travaux sur les événements de vie de HOLMES et RAHE cités par LALONDE, GRUNBERG et coll. [38]

– du développement de la psychopharmacologie et de la biologie moléculaire

– des efforts fournis pour soutenir une philosophie des soins orientés vers le maintien et le traitement des malades mentaux au sein de leur communauté.

Ces progrès ont eu pour corollaire de :

– créer un mouvement de sortie et d'entrée des malades mentaux au sein des hôpitaux psychiatriques

– favoriser le travail extra hospitalier

– d'assurer la poursuite des traitements au sein de la communauté

Mais quels impacts ces progrès et philosophie de soins ont-ils eu sur les réadmissions ?

Pour GOMEZ E. [28] les taux de réadmissions sont de plus en plus élevés passant, de 35% au milieu des années 60 à 47,1% en 1969, puis à 60,3% en 1975, et à 67% en 1980. Cette tendance va en s'accroissant, au point que certains auteurs n'hésitent pas à parler d'augmentation dramatique du nombre des rechutes et de rehospitalisations [51]. L'hôpital prend même l'allure d'une porte tournante.

Le traitement des questions liées aux réadmissions est nécessairement influencé par le contexte dans lequel se déroule la pratique psychiatrique.

En CI trois paramètres sont à prendre en compte :

– d'abord le constat que la notion d'assistance psychiatrique conventionnelle est encore réduite aux hôpitaux, la réponse dans ce cas n'est envisagée que dans la perspective d'un centre hospitalier.

– ensuite la Cote d'Ivoire avec 16 millions d'habitants [35] présente un manque criard de structures médico psychologiques. Ce déficit en infrastructures étant largement compensé par d'autres alternatives de prise en charge psychiatrique à caractère religieux, traditionnel et/ou social.

– enfin le contexte de marasme économique actuel de la CI, où la participation des populations à leur frais de santé est demandée.

Au delà des aspects émotionnels des réadmissions et de leurs significations déjà abordés dans un travail de KONE D. [36], nous avons voulu dans la suite de ce travail, contribuer au développement de la philosophie de soins qui consiste à favoriser le maintien du malade le plus longtemps possible au sein de sa communauté.

Les objectifs spécifiques de notre étude sont de :

1- Décrire les données sociodémographiques de la population de malades réadmis entre le 1er janvier 1998 et le 31 décembre 2002
2- Indiquer les pathologies les plus souvent réadmises
3- Etablir un profil du malade réadmis

Pour atteindre ces objectifs, nous relèverons :

– dans une première partie les données internationales sur les réadmissions.

– dans une deuxième partie nous aborderons notre étude avec la méthodologie, la présentation des résultats et la discussion suivie de la conclusion.

PREMIERE PARTIE :

GENERALITES

I - HISTORIQUE DE L'ASSISTANCE PSYCHIATRIQUE DANS LE MONDE

L'histoire de la "folie" reprise en 1001 dessins dans un numéro spécial de la revue psychiatrie aujourd'hui [43] nous informe :

- Qu'avant le XVIIe siècle en occident aucune mesure de réclusion ne frappait "l'insensé".

- Que le XVIIe siècle, marqué par des guerres et des famines, voit créer des établissements charitables en France. Mais le gouvernement français voulait avant tout faire œuvre de police. Ainsi, le 27 avril 1656, est pris le décret de fondation de "l'hôpital général" dont l'hôpital de Bicêtre constitue le premier établissement de moralité public en France. La liste des établissements va s'allonger. Tous les déviants de toutes les catégories seront rassemblés et condamnés à vivre sans cesse les uns auprès des autres dans ces établissements.

- Que le XVIIIe siècle cache les "fous" à la société, et l'hôpital lui reste un lieu d'incarcération.

- Que le XIXe siècle emprisonne la "folie" dans le jeu de la culpabilité. PINEL Philippe (1745-1826) en 1793 brisa les chaînes qui maintenaient jusqu'alors les aliénés de Bicêtre [42]. Un pavillon de l'hôpital psychiatrique de Bingerville porte d'ailleurs son nom. La loi du 30 juin 1838 codifie les conditions d'hospitalisation. Cette loi visait trois buts :

1- séparer le malade du milieu social où ses réactions paraissent inadéquates
2- assurer la protection des biens du malade
3- appliquer au malade tout traitement que son état exige

Cette loi faisait obligation à chaque département de se doter d'un établissement de soins.

Elle codifiait aussi les modes de création, de fonctionnement et de surveillance des établissements de soins.

- Que le XXe siècle découvre la prévention et affirme que l'asile est nuisible car il favorise le retrait de la vie active. Ainsi la cellule familiale devient le lieu privilégié de la thérapeutique.

- Qu'en 1952 avec la découverte de la chlorpromazine premier neuroleptique, le travail psychiatrique a pu enfin commencer et les psychiatres ont pu être considérés comme de vrais médecins.

ANTONIOLLI D. [10] citant WING K. et coll., affirme que l'apparition des neuroleptiques a profondément modifié le pronostic des maladies mentales. Progressivement les malades mentaux ont pu quitter les institutions asilaires et être intégrés dans la société. Pratiquement ce phénomène nommé désinstitutionalisation s'est traduit par une baisse importante du nombre de lits dans les établissements psychiatriques.

Ainsi, comme le souligne ANDREOLI D. [6], aux USA le nombre de patients hospitalisés qui était de 558 922 en 1955 n'était plus que de 137 180 en 1980.

En Cote d'Ivoire nous sommes passés de 270 lits en 1962 à 155 lits dans les années 80 soit une réduction de   40,67%.

Le développement de l'assistance extrahospitalière en CI n'a malheureusement pas pu suivre ce mouvement de désinstitutionalisation.

Cette désinstitutionalisation a mis en exergue le problème des rehospitalisations ou réadmissions tant en CI que dans les autres pays.

Le syndrome de la porte tournante est l'expression utilisée aux USA pour décrire le mouvement des rehospitalisations multiples, où il représente un véritable et massif problème de santé publique [50]. Certains auteurs n'hésitent pas à affirmer : *''Nous sommes entrés dans l'ère du syndrome de la porte tournante''* [27]

Dans la littérature, les patients réadmis sont parfois décrits sous le terme de [25] :
- *''récidivistes''*
- *''patients qui reviennent''*
- *''patients à rehospitalisations fréquentes''*
- *''patients à admissions répétées''*
- *''patients à hospitalisations psychiatriques récurrentes''*
- *''usagers fréquents''*

En CI, le recours à l'hôpital psychiatrique n'apparaît indiqué que lors de situations d'urgence ou de crise suffisamment graves ne pouvant plus être maîtrisées par les structures ambulatoires. C'est depuis KONE D. [36] que l'on trouve une étude concernant les réadmissions en milieu psychiatrique.

II- DONNEES INTERNATIONALES SUR LES READMISSIONS

II-1- Données sociodémographiques

II-1-1- Taux de réadmissions

GOMEZ E. [28] trouve que depuis 1955, le nombre de patients résidant dans les hôpitaux psychiatriques a très fortement diminué. Aux Etats-Unis ce nombre entre 1955 et 1972, est passé de 558 000 à 215 000. Mais il constate au contraire que les admissions et réadmissions ont augmenté de plus de 100% passant de 178 000 à 374 000.

Le taux de réadmissions a lui aussi fortement progressé. Pour l'ensemble des hôpitaux de New York, il est passé de 27,2% en 1955 à 60,6% en 1972.

ANTONIOLI D. [11] reprenant le travail de plusieurs auteurs sur le pourcentage de patients réadmis constatait une relative concordance entre les différentes valeurs.

A Lausanne, il trouvait un taux de 68% de réadmissions.

Sur un an ANTHONY W. [8] trouvait un taux de 40%, EXNER J. [23] quant à lui indiquait un taux de 28% et COHEN M. [18] trouvait un taux de 50%.

Enfin pour un travail sur cinq ans, CHRISTENSEN J.K. [16] trouvait pour les hommes un taux de réadmission de 55%.

II-1-2- Age

Concernant la population globale des hôpitaux psychiatriques, ABRAMOWITZ S. [2], dans une étude comprenant 1919 patients observés pendant quatre ans, portant sur la prédiction multifactorielle des réadmissions, souligne la faible valeur pronostique des variables démographiques, confirmant ainsi les études précédentes.

Pour SLATER V. [47], les patients capables de passer plus d'une année hors des institutions étaient plus âgés, le plus souvent mariés et vivaient avec leur famille.

En ce qui concerne plus spécifiquement les schizophrènes, SCHOOLER N. [46], étudiant la prévention des rechutes par la fluphenazine, constate que les jeunes patients ont, et ceci indépendamment du traitement, une période de remissions plus courte que les autres classes d'age.

CHRISTENSEN J.K. [16], étudiant 119 schizophrènes masculins durant une période de cinq ans, constate que les patients les plus âgés ont moins tendance à rechuter.

MULLER C. [40] dans une étude de grande envergure traitant de l'influence de l'age sur les maladies psychiques, constate que la majorité des schizophrènes peuvent évoluer favorablement sous l'influence lénifiante et calmante de la sénescence.

II-1-3- Sexe

HUGUELET P. [33], dans une étude sur l'influence du sexe sur le devenir d'une cohorte de patients schizophrènes, a montré que les femmes sont significativement mieux adaptées durant la période de zéro à cinq ans. Les hommes tendent à plus rechuter particulièrement durant la deuxième année. Ils tendent aussi à être plus souvent hospitalisés surtout durant la cinquième année. Durant les cinq ans, les femmes rechutent moins. La cinquième année, l'adaptation des femmes est meilleure.

ANTONIOLI D. [11] affirme que le pourcentage des hommes réadmis (66,5 %) ne diffère que de peu de celui des femmes à Lausanne.

II-1-4- Conditions socioculturelles et familiales

Selon NUEHRING E. [41], les patients étant en possession d'un ''high school diploma'' ont moins tendance à être hospitalisés, et ce, surtout chez les hommes.

De bonnes relations familiales   sont un facteur préventif. Cependant, les patients fréquentant un home sont moins enclin à être réadmis que ceux qui vivent seuls ou en famille.

MANTONAKIS   J.E.   [39]   et   CHRISTENSEN   J.K.   [16] mentionnent que le fait d'avoir un emploi est également un facteur préventif de réadmission.

II-1-5- Statut matrimonial

ANTONIOLI D. [9] trouve que, bien que les célibataires soient les plus enclins à se faire réadmettre (71%), et les mariés le moins (58%), les pourcentages des différents groupes varient peu de l'un à l'autre (divorcés 62%, veufs 66%).

II-2- Données cliniques

II-2-1- Diagnostics

GAEBEL W. [26], comparant le pronostic et l'évolution des schizophrénies par rapport aux autres maladies psychiques, ne trouve aucune différence entre le taux de rehospitalisation et les différents diagnostics.

BLUMENTHAL R. [13], trouve les valeurs suivantes pour les sous groupes de schizophrénies
Schizophrénie paranoïde : 22 %
Schizophrénie indifférenciée : 28,5 %
Autres schizophrénies : 23,6 %

II-2-2- Caractéristiques de l'hospitalisation

Pour HERZ M. [32], une hospitalisation brève est préférable à une hospitalisation prolongée et ceci s'applique à la plupart des patients. Plus le nombre de jours d'hospitalisation préalables est élevé, plus le taux de réadmission augmente.

KIRK S. [37] considère comme significatif, pour les réadmissions de schizophrènes, le nombre et la durée des séjours précédents.

EXNER J. [23] étudiant 71 schizophrènes trouve une proportion sensiblement plus élevée de rechutes chez les patients ayant une anamnèse d'hospitalisation préalable.

II-2-3- Soins ambulatoires après le départ de l'hôpital

Il serait fastidieux de décrire toutes les études ayant démontré que la qualité des soins prodigués aux patients une fois sortis de l'hôpital, et ceci pour tous les diagnostics, est un élément fondamental pour la prévention des réadmissions ultérieures.

La grande majorité des études y trouve des corrélations significatives, en particulier les travaux de ZOLIK E. [55] en 1968, de WASYLENKI D. [53] en 1981, et de ABRAMOWITZ S. [2] en 1984.

En ce qui concerne spécifiquement les schizophrènes GAEBEL W. [26] souligne l'importance de la rechute qui conduit le plus souvent à la rehospitalisation.

ALDEN A.R. [4] fait remarquer que la psychothérapie a des effets additifs à la pharmacothérapie en faveur de la prévention. Aussi, la thérapie de groupe est-elle décrite comme plus efficace que la thérapie individuelle pour prévenir les rechutes.

SLATER V. [47] étudiant des schizophrènes dans un service de soins ambulatoires, constate qu'ils se réadaptent de manière plus satisfaisante s'ils reçoivent moins de psychothérapie, mais sont davantage stimulés dans une occupation ainsi que dans des activités récréatives.

II-2-4- Causes de réadmission

Concernant les causes des réadmissions très peu d'études se sont intéressées à cet aspect. CHRISTENSEN J.K. [16] à publié des résultats complet à ce sujet. Nous présentons dans le tableau ci-dessous ses résultats :

TABLEAU I : causes de réadmissions

66 réadmis	Cause principale	Cause annexe
environnement conflictuel	2	1
Altération de la situation sociale	6	9
Altération de la situation familiale	0	7
Aggravation de la psychose :		
1. Après que le patient ait stoppé ou diminué sa médication	25	1
2. Après que le médecin ait stoppé ou baissé la médication.	4	0
3. Malgré une médication maintenue ou augmentée	16	6
Logement de condition modeste	0	12
Mauvaise situation financière	0	8
Alcoolisme	4	7
Toxicomanie	0	2
Maladie somatique	3	4
Effets secondaires des médicaments	3	3
Solitude	3	25
Total	66	66

Source : CHRISTENSEN J. K. [16]

II-2-5- Données évolutives et pronostiques

Dans le cas des schizophrénies, CARONNE B.J. et coll. [15] ont étudié en 1991 prospectivement 79 schizophrènes en début d'évolution peu ou pas hospitalisés. L'évaluation se faisait 2,5 ans et 5 ans après sur trois critères :

-la symptomatologie

-le taux de rehospitalisation

-l'insertion socio familiale et professionnelle.

50% des patients avait une évolution défavorable, elle n'était bonne (rémission complète) que pour un petit nombre.

Entre 2,5 ans et 5 ans, et malgré un plateau évolutif, le taux des hospitalisations diminuait, 52% à 2,5 ans et 38% à 5 ans, ce qui signifiait la fidélité relative de l'hospitalisation comme critère d'évaluation.

CORRYEL W. et coll. [19], affirment que les psychoses maniaco-dépressives bipolaires présenteraient au cours de leur évolution un plus grand nombre d'épisodes que les unipolaires. 8 à10 épisodes en moyenne pour les premiers et 4 ou 5 pour les seconds, sans que cela soit simplement le résultat de la plus grande précocité des troubles observés chez les psychoses maniaco-dépressives bipolaires. [7], [42]

SUTTER J.M. [49], étudiant les psychoses délirantes aigues souligne l'influence favorable de la thérapeutique qui aboutirait à la guérison après accès unique dans la moitié des cas.

SINGER L. [48], dans une étude catamnestique portant sur 174 malades présentant une psychose délirante aiguë retrouve 20 cas avec un épisode unique ou des épisodes à répétition, 21 évolutions vers une schizophrénie et seulement 4 évolutions vers des psychoses maniaco-dépressives.

GUILLOUX J. [29], a étudié après cinq ans, 98 bouffées délirantes. Il a conclu à l'évolution de 37% des cas vers une série de récidives, de 21% vers un diagnostic de schizophrénie et de 16% vers celui d'un trouble majeur de l'humeur.

BARRELET L. [12] a suivi sur dix ans 38 cas de bouffées délirantes. Il a retrouvé plus de la moitié des cas qui est restée sans ou avec quelques rechutes. Un quart a évolué vers une schizophrénie ou un trouble de la personnalité limite.

II-3- Données thérapeutiques

II-3-1- Traitement médicamenteux

SLATER V. [47], constate que les schizophrènes traités par des neuroleptiques sont capables de se maintenir plus longtemps dans la société.

RIFKIN A. [45], étudiant l'effet du decanoate et de l'hydrochloride de fluphenazine par rapport à un groupe de contrôle trouve un taux de réadmission significativement supérieur pour les patients sous placebo. Il mentionne également que la forme decanoate occasionne plus fréquemment (35%) des effets secondaires que la forme fluphenazine prise per os (7%). Cependant le taux de récidive entre les deux modes de présentation est identique.

SCHOOLER N. [46] également ne trouve aucune différence entre les taux de réadmission des patients que ce soit avec la forme retard injectable du decanoate de fluphenazine (Dapotum R) ou avec la forme per os de l'hydrochloride de fluphenazine (Dapotum) et ceci sur un échantillon de 290 schizophrènes dans une étude prospective randomisée portant sur une année.

II-3-2- Compliance médicamenteuse

Pour MANTONAKIS J.E. [39], la non compliance en matière de médicaments psychotropes est un facteur de rechute chez les patients schizophrènes.

Chez SLATER V. [47], considérant une population de 150 schizophrènes, bien que la médication différait d'un patient à l'autre, la non compliance était significativement plus élevée pour les patients qui ont rechutés.

CHRISTENSEN J.K. [16], quant à lui, invoque comme première cause de réadmission l'arrêt ou la baisse de la médication décidée par le patient lui même.

III- DONNEES SUR LES READMISSIONS EN COTE D'IVOIRE

BONNY J. S. [14], citant BARTOLI et COLLOMB signale que l'assistance psychiatrique en CI avant 1962, se résumait à un pavillon cellulaire avec deux à quatre cellules grillagées dans chaque hôpital régional et à une consultation de neuropsychiatrie à l'hôpital général de Treichville à Abidjan. Le pavillon de cet hôpital avait une capacité de cinquante lits.

La situation a changé en 1962 avec l'ouverture de l'hôpital psychiatrique de Bingerville. Cet hôpital se présentait à l'ouverture dans sa conception comme ''un banal asile du type carcéral, non seulement révolu en occident mais en contradiction flagrante avec des recommandations techniques assez précises, faites séparément en 1959 par le gouvernement français et par l'O.M.S.''. [5]

KONE D. [36], dans une étude intitulée réadmissions en milieu psychiatrique : (réflexion sur leurs significations) renseigne que l'HPB depuis son ouverture était caractérisé par :

- Sa capacité d'accueil étrangement extensible, disposant officiellement de 270 lits, son effectif habituel était de 450 malades et souvent plus

- Le caractère jeune de sa population :

en 1970, 39% des hommes hospitalisés avaient moins de 25 ans et 28% des femmes avaient moins de 25 ans [31]

en 1981, 42% des malades étaient âgés de moins de 25 ans et 75% avaient moins de 35 ans [30]

- son fonctionnement sur le mode carcéral lui ôtant tout pouvoir thérapeutique

- Le taux élevé des états aigus [30]

L'hôpital à son ouverture fonctionnait avec un seul médecin psychiatre.

La situation actuelle est caractérisée par l'ouverture de l'hôpital psychiatrique de Bouaké et le développement d'un service extrahospitalier à l'INSP, le service de psychiatrie du CHR de Korhogo et la consultation de psychiatrie au CHU de Treichville.

Les structures d'assistance psychiatrique publique n'ont pas connu une véritable révolution mais l'on a assisté au contraire à l'éclatement de centres d'assistance psychiatrique à caractère religieux, traditionnel. Le développement de service hospitalier a plus été le fait d'ONG. C'est le cas du centre Saint Camille à Bouaké et Korhogo. C'est aussi le cas du centre Mie N'gou maison des soins psychiatriques des frères de la charité à Yamoussoukro.

Aujourd'hui l'HPB fonctionne avec un personnel médical assez fourni. Il fonctionne quotidiennement avec :

- huit médecins
- seize infirmiers spécialistes en psychiatrie
- deux travailleurs sociaux
- vingt-sept aides soignants
- un ergothérapeute
- une équipe administrative de six personnes dirigée par un directeur
- un poste ouvert de psychologue qui est actuellement vacant

Malgré cette relative évolution se pose toujours l'incontournable question du maintien des patients au sein de leur communauté vue l'évolution de la population ivoirienne estimée aujourd'hui à 16 millions d'habitants [35], et celle de la sectorisation de l'assistance psychiatrique.

Que recouvre la notion de réadmission en CI ?

KONE D. [36] affirme que les réadmissions sont un phénomène complexe, elles sont parfois la facette visible des interactions entre le malade, le milieu, l'équipe médicale et son organisation. Il signale que ces réadmissions prennent plusieurs allures :

- médicales, avec l'inadéquation de la réponse médicale à la demande d'assistance psychiatrique
- symptomatiques, avec le souci du rejet défini par ABHE S. [1] comme étant l'abandon total ou partiel d'un malade mental dans un hôpital ou un asile, dans la rue.
- sociales, caractérisées par l'embarras familial avec les problèmes liés au logement

Il indiquait pour son travail en 1982 des taux de réadmission variant de 34,47% à 44,35%.

DELAFOSSE R.C.J. [21], quant a lui, étudiant l'approche différentielle selon le sexe de l'évolution à court terme des bouffées délirantes renseigne que l'observation des bouffées délirantes au bout de un an donne un taux de récidive de 56% chez les hommes et de 41% chez les femmes.

FADIGA M. [24] recherchant les facteurs de rechute dans une étude portant sur les processus de prise et rechutes en 2002, trouvait les résultats exposés dans le tableau suivant :

TABLEAU II : les facteurs de rechutes

Facteurs de rechute	fréquence	pourcentage
Arrêt du traitement sans avis médical	39	69,6%
Arrêt du traitement sur avis médical, diminution de la posologie ou du nombre de médicaments	6	10,7%
Problème d'insertion professionnelle	2	3,6%
Traitement irrégulier	5	8,9%
Crises d'épilepsie	1	1,8%
Prise d'excitant	1	1,8%
Choc psychoaffectif	2	3,6%
Total	56	100%

Source : FADIGA M. [24]

Les récidives, les rechutes sont susceptibles de mobiliser les services d'hospitalisations psychiatriques et influencer les taux de réadmission.

DEUXIEME PARTIE :

NOTRE ETUDE

I - MATERIEL ET METHODE

I-1- Matériel

I-1-1- Cadre d'étude

Notre étude a eu pour cadre l'HPB. Bingerville est une commune située dans la banlieue abidjanaise. Elle a été la deuxième capitale de la colonie française de CI.

L'hôpital psychiatrique a une structure pavillonnaire : pavillon hommes et femmes.

L'hôpital est composé de quatre services :

1- Le service ABHE (femmes)

2- Le service MAGNAN-PARCHAPPE (hommes)

3-Le service PINEL (hommes) : ce service comprend également une unité mixte appelée clinique de six lits

4- Le service de consultation externe

Trois types d'activités sont individualisés :

1- Les urgences psychiatriques assurées 24 heures sur 24

2- Les consultations externes ouvertes tous les jours du lundi au vendredi de 8 heures à 11 heures 30 et de 14 heures 30 à 17 heures 30

3-Les activités médico-psychologiques des patients hospitalisés

Les ressources humaines à l'HPB se reposent sur un effectif de 76 personnes :

- six membres du personnel administratif :

  • un directeur

  • un économe

  • un chef du personnel

  • deux adjoints administratifs

- une secrétaire

- huit médecins dont :

  - deux maîtres de conférences agrégés

  - deux assistants chef de clinique

  - trois médecins psychiatres

  - un interne des CHU

- seize infirmiers dont :

  - Onze infirmiers spécialistes en psychiatrie

  - deux infirmiers d'état

  - deux infirmiers brevetés

  - un surveillant général en rapport à la fois avec l'équipe soignante et l'équipe administrative

-quarante agents techniques

  - trois ambulanciers dont un contractuel

  - trois manœuvres dont deux contractuels

  - cinq cuisiniers dont un contractuel

  - douze garçons de salle dont deux contractuels

  - quinze filles de salle dont deux contractuelles

  - deux gardiens

-cinq membres du service social

  - deux assistantes sociales

  - trois éducateurs spécialisés.

-un gestionnaire de pharmacie

I-1-2- matériel d'étude

Le matériel d'étude est constitué par :

1- le registre des hospitalisations du bureau des entrées où sont consignés les paramètres suivants : nom, prénoms, sexe, date des réadmissions, numéro de dossier.

2- Le dossier clinique de chaque malade où sont consignés les paramètres portant sur l'identité, le diagnostic, le traitement et la durée des hospitalisations antérieures.

3- Une fiche d'enquête (annexe 1) : portant sur les variables dont nous avions besoin pour notre étude.

I-2- Méthode

I-2-1- Type de l'étude

Cette étude est une étude rétrospective à visée descriptive portant sur toutes les réadmissions survenues durant une période de cinq ans, c'est-à-dire du 1er janvier 1998 au 31 décembre 2002. La réadmission se définit dans notre étude comme la présence d'au moins deux hospitalisations dont l'une est intervenue dans la période d'étude.

I-2-2- Population cible

L'étude a concernée l'ensemble des patients réadmis dans les unités d'hospitalisations de l'hôpital psychiatrique durant notre période d'étude.

I-2-3- Critères d'inclusion

Pour cette étude, nous avons sélectionné les dossiers médicaux qui répondaient aux critères d'inclusion que sont :

- Une réadmission intervenue entre le 1er janvier 1998 et le 31 décembre 2002.

- Les dossiers complets comportant : le diagnostic de sortie, la nature et la durée du traitement, la durée de la première hospitalisation, la post cure après la première hospitalisation

I-2-4- Critères d'exclusion

Nous avons exclu de cette étude :

-Tous les dossiers ne figurant pas dans le registre des admissions du bureau des entrées.

-Tous les dossiers inexploitables pour cause d'écriture illisible.

I-2-5- Déroulement de l'enquête

Il s'agissait de recueillir à l'aide d'une fiche standardisée (annexe 1), des données répondant aux objectifs spécifiques.

Nous avons procédés à un dépouillement manuel des dossiers cliniques, et 845 dossiers ont été retenus sur la base des critères d'inclusion et d'exclusion.

I-2-6- Traitement des données

La saisie de toutes les fiches d'enquête a été réalisée sur ordinateur.

L'exploitation des données a été faite à partir du logiciel EPI INFO pour la gestion statistique des données.

Le traitement de texte a été fait grâce au logiciel word. Il a été calculé des proportions afin de repartir la population d'étude selon un certain nombre d'indicateurs.

Pour déterminer un lien entre la réadmission et certains indicateurs, nous avons eu recours au test statistique du khi deux.

DEFINITION DES TERMES OPERATIONNELS

- **La productivité** : est la capacité qu'a le patient a avoir une activité rémunératrice

- **L'environnement du patient :** désigne la personne avec laquelle vit le patient

- **Les antécédents psychiatriques** : sont tous les épisodes psychiatriques de la fratrie du patient retrouvés dans le dossier médical du patient

- **Le niveau d'étude :** correspond au niveau scolaire que le patient avait au moment de sa première admission.

- **Les substances toxiques :** sont représentées dans notre étude par toutes les drogues, l'alcool, les substances volatiles comme la colle…

II - PRESENTATION DES RESULTATS

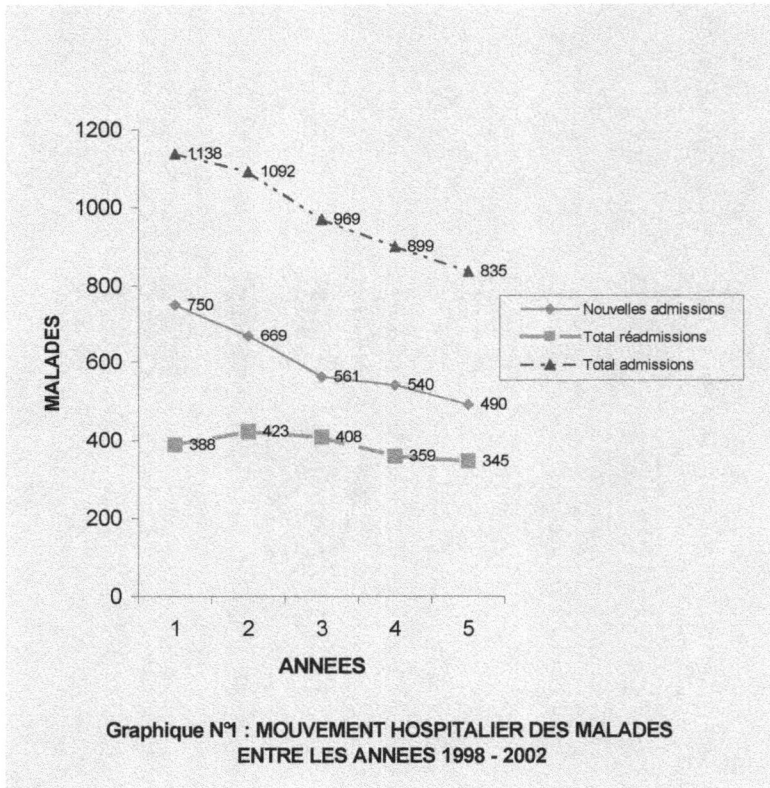

Graphique N°1 : MOUVEMENT HOSPITALIER DES MALADES
ENTRE LES ANNEES 1998 - 2002

- Baisse générale de la fréquentation de l'hôpital
- Les admissions ont chuté de 26% en cinq ans.
- Les réadmissions se maintiennent.

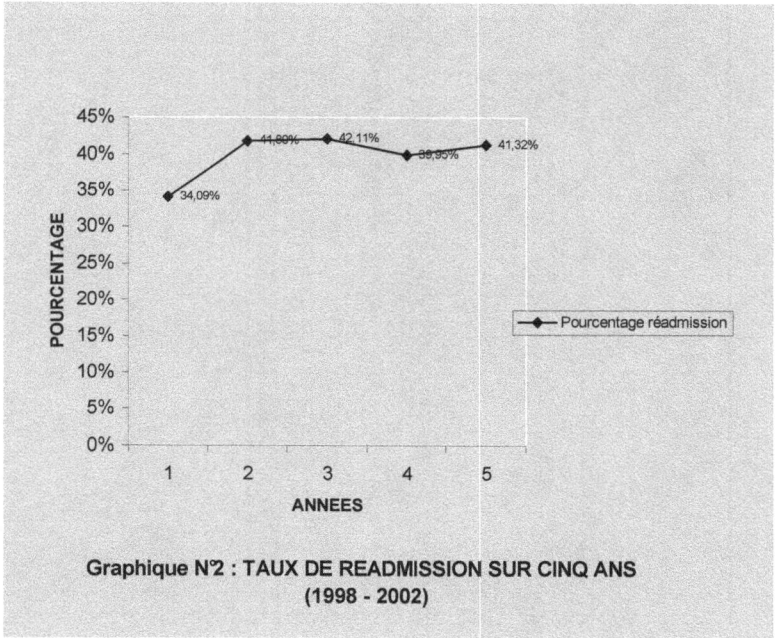

Graphique N°2 : TAUX DE READMISSION SUR CINQ ANS
(1998 - 2002)

- Progression stable et régulière du taux de réadmission

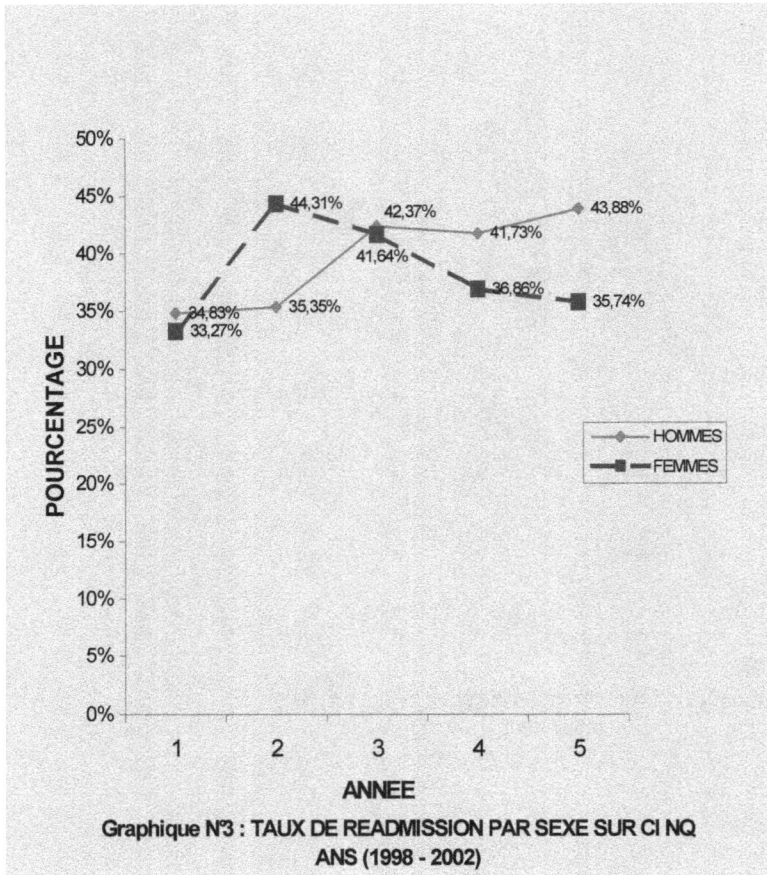

Graphique N°3 : TAUX DE READMISSION PAR SEXE SUR CINQ ANS (1998 - 2002)

- La progression du taux de réadmission chez les femmes est faible (+2,44%)
- La progression du taux de réadmission est plus marquée chez les hommes (+ 9,05%)

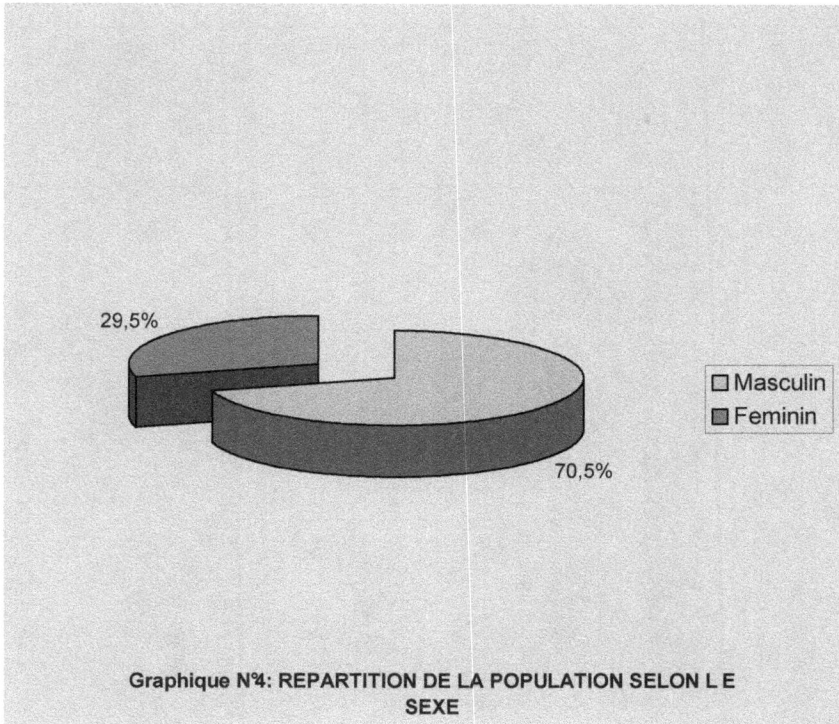

Graphique N°4: REPARTITION DE LA POPULATION SELON L E SEXE

- Les hommes sont trois fois plus réadmis que les femmes.

- Le sex-ratio est de 2,39.

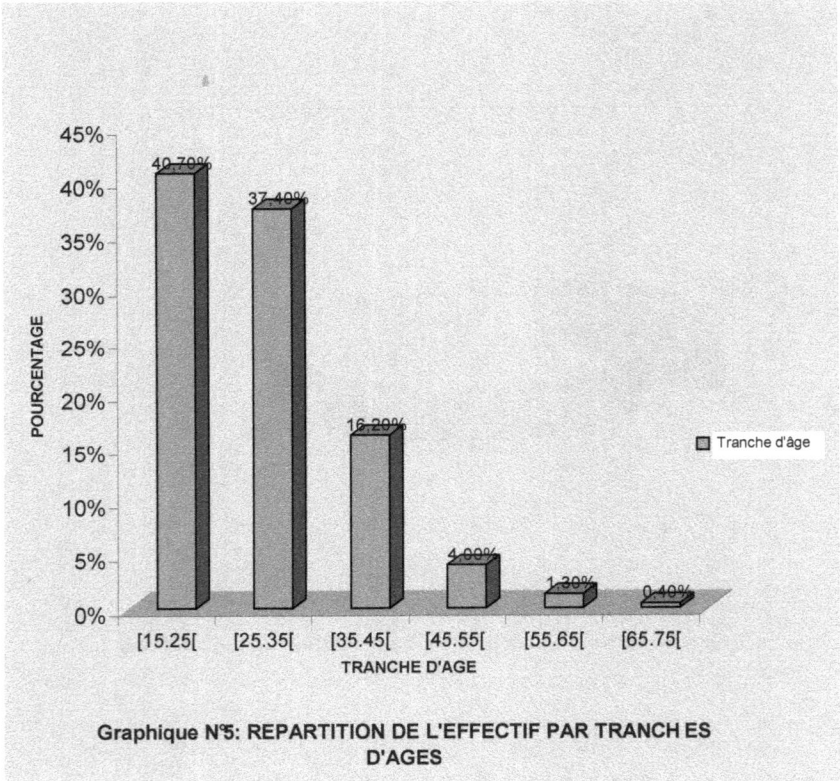

Graphique N°5: REPARTITION DE L'EFFECTIF PAR TRANCHES D'AGES

- 78,1% des patients réadmis ont moins de 35 ans.

- Plus le patient est jeune, plus il est souvent réadmis

14%

■ Rurale
□ Urbaine

86%

Graphique N°6: REPARTITION DE LA POPULATION SELON L A RESIDENCE

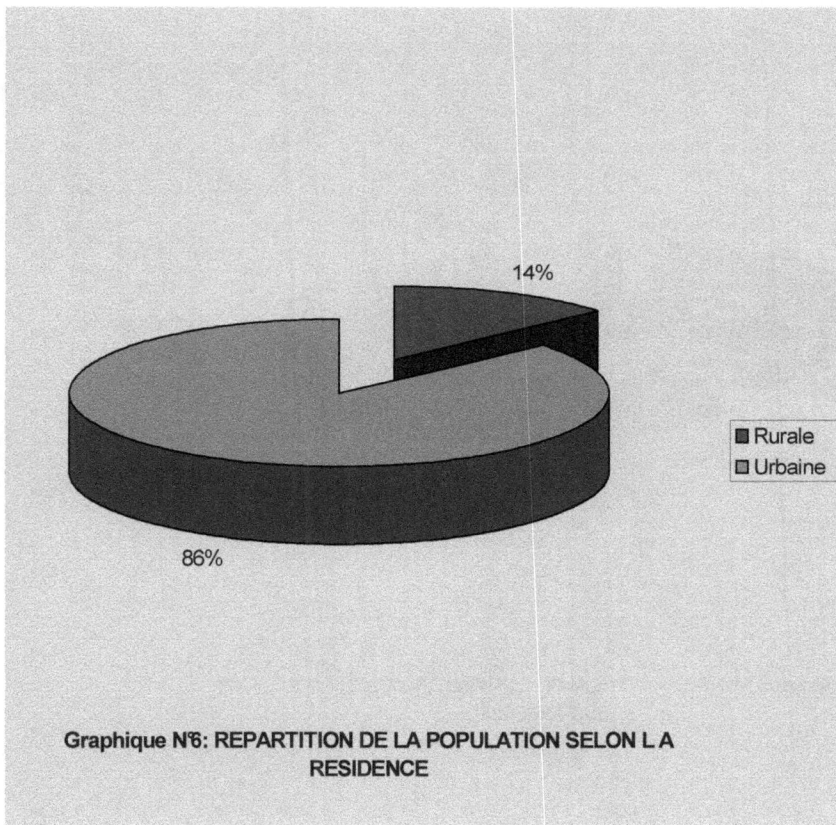

- 14% des patients proviennent des zones rurales

Graphique N°7: REPARTITION DE L'EFFECTIF SELON LE S TATUT MATRIMONIAL

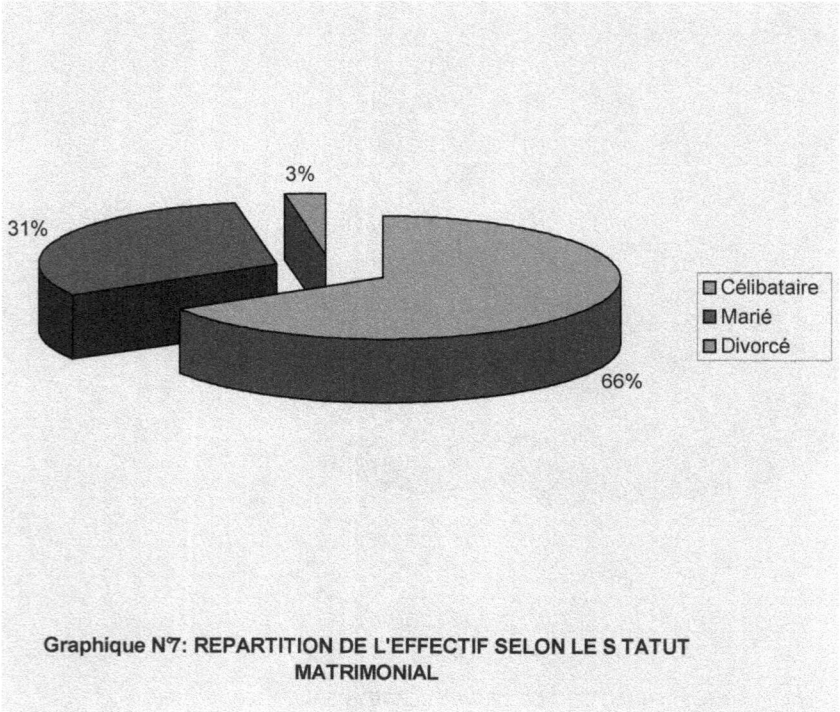

- 66% des patients réadmis sont célibataires.
- 31% sont mariés.

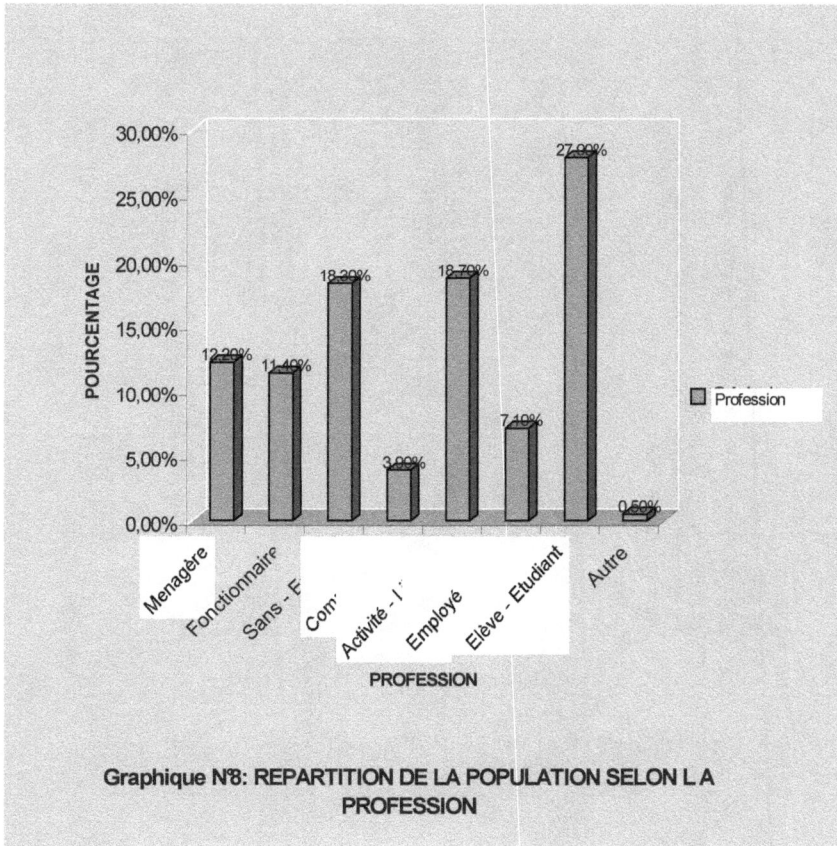

Graphique N°8: REPARTITION DE LA POPULATION SELON L A PROFESSION

- La population d'étude est dominée par les élèves
  et étudiants 27,90%
- Les sans emploi représentent 18,30% de l'effectif.

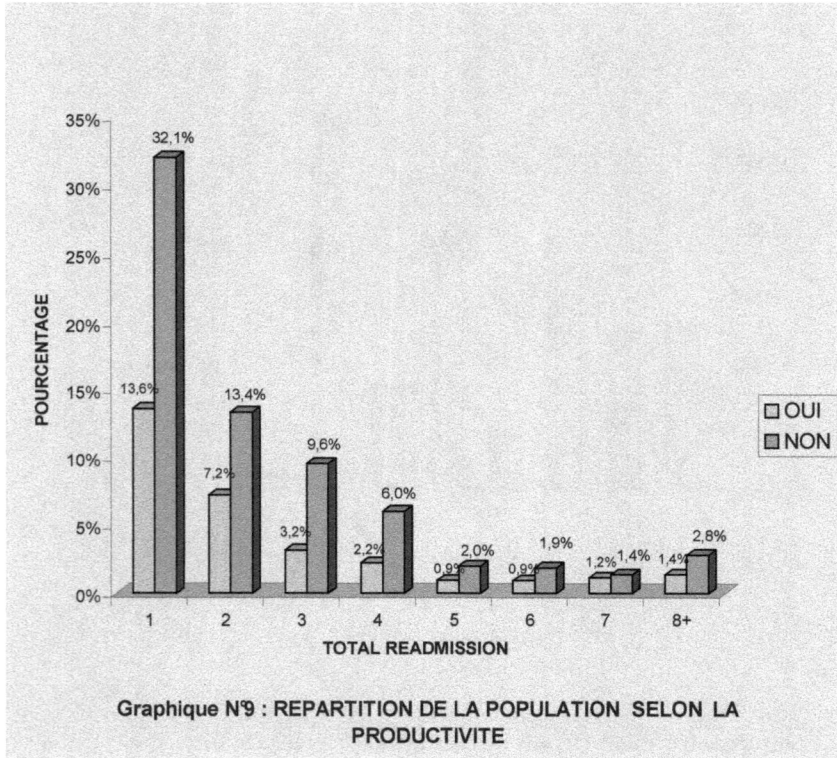

Graphique N°9 : REPARTITION DE LA POPULATION SELON LA PRODUCTIVITE

Calcul du khi deux :

khi = 6,22   ddl = 7

p = 0,5137 <=> 51,37% > 5% donc khi deux non significatif.

Il n'y a pas de lien entre la réadmission et la productivité.

- Les patients non productifs sont le plus souvent réadmis.

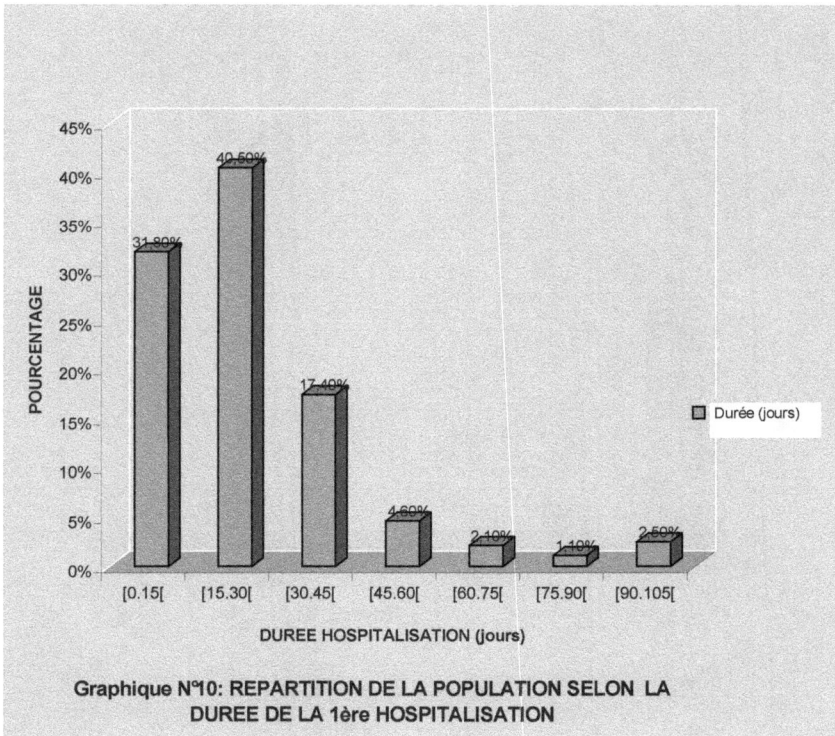

Graphique N°10: REPARTITION DE LA POPULATION SELON LA
DUREE DE LA 1ère HOSPITALISATION

- 72,30% des patients réadmis ont un séjour de moins
  de 30 jours

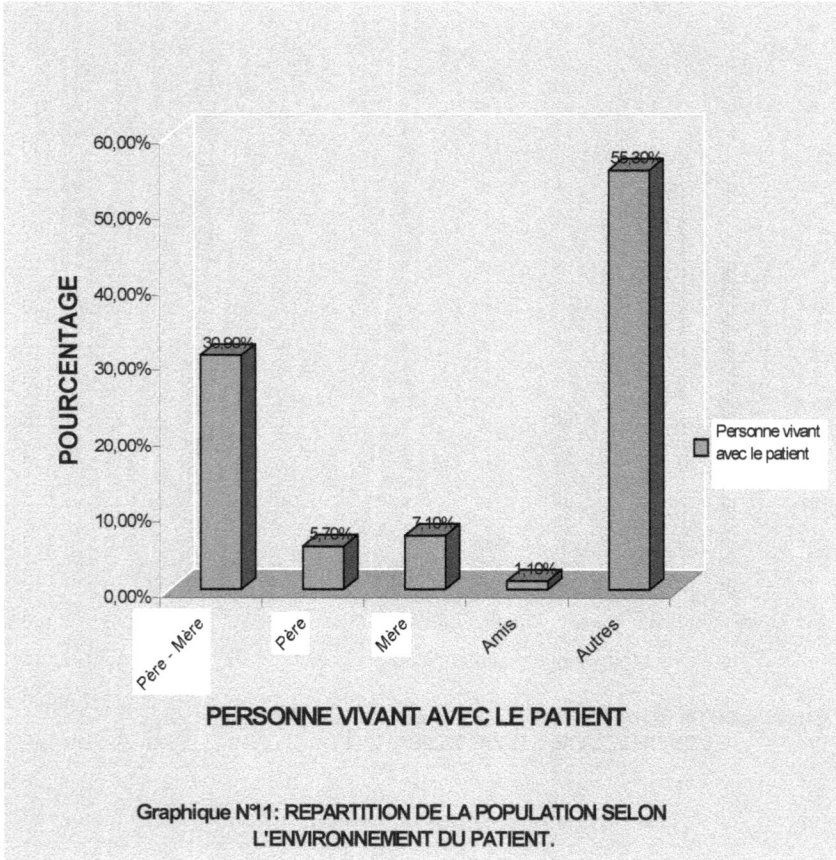

Graphique N°11: REPARTITION DE LA POPULATION SELON L'ENVIRONNEMENT DU PATIENT.

- Aucun des patients réadmis ne vit seul.
- 30% des patients vivent avec leur père et mère.

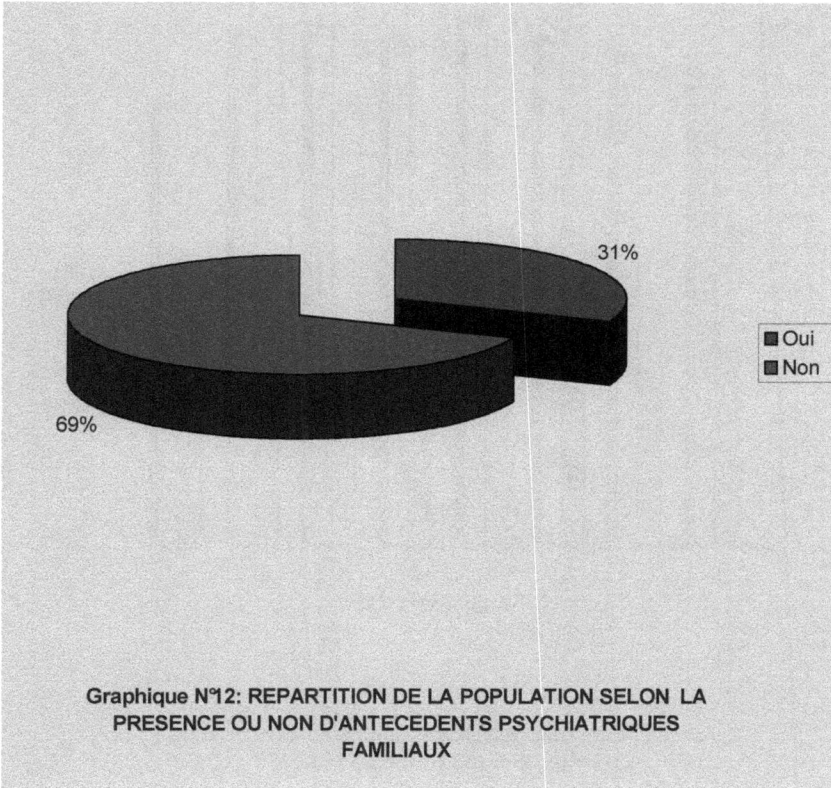

Graphique N°12: REPARTITION DE LA POPULATION SELON LA PRESENCE OU NON D'ANTECEDENTS PSYCHIATRIQUES FAMILIAUX

- 31% des patients réadmis ont un antécédent psychiatrique familial.

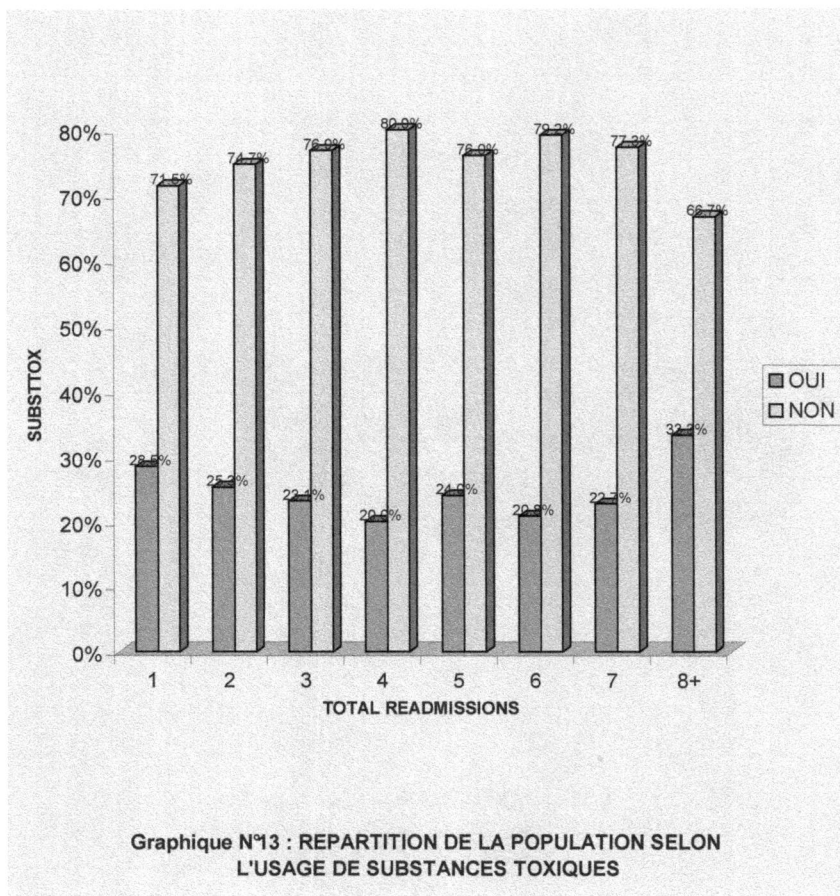

Graphique N°13 : REPARTITION DE LA POPULATION SELON
L'USAGE DE SUBSTANCES TOXIQUES

Calcul du khi deux :
khi = 4,55   ddl = 7   ddl = 7
p = 0,7147 <=> 71,47% > 5%, khi deux non significatif

Il n'y a pas de lien entre l'usage de substances toxiques
et la réadmission.
- 26,2% de notre effectif fait usage de substances toxiques

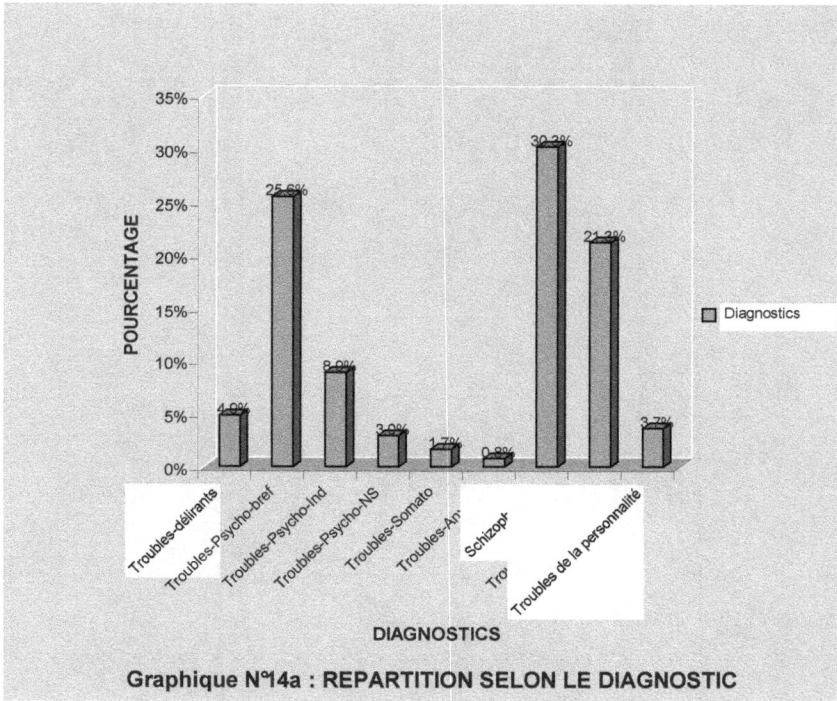

Graphique N°14a : REPARTITION SELON LE DIAGNOSTIC

Les pathologies les plus souvent réadmises sont :

- Les troubles schizophréniques (30,3%)
- Les troubles psychotiques brefs (25,6%)
- Les troubles de l'humeur (21,3%)

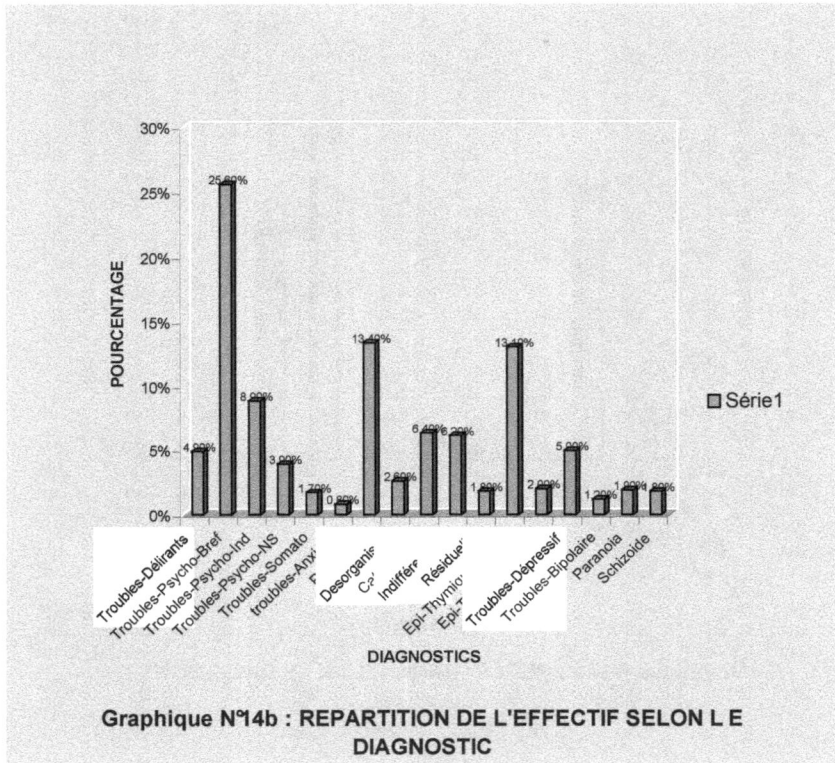

Graphique N°14b : REPARTITION DE L'EFFECTIF SELON L E DIAGNOSTIC

Les formes de schizophrénies les plus souvent réadmises sont :

Les formes paranoïdes (13%)

Les formes catatonique (6,4%)

Les formes indifférenciées (6,2%)

- Les troubles de l'humeur les plus souvent réadmis sont:

Les épisodes thymiques maniaques 13,1%

Les épisodes thymiques dépressifs 2%

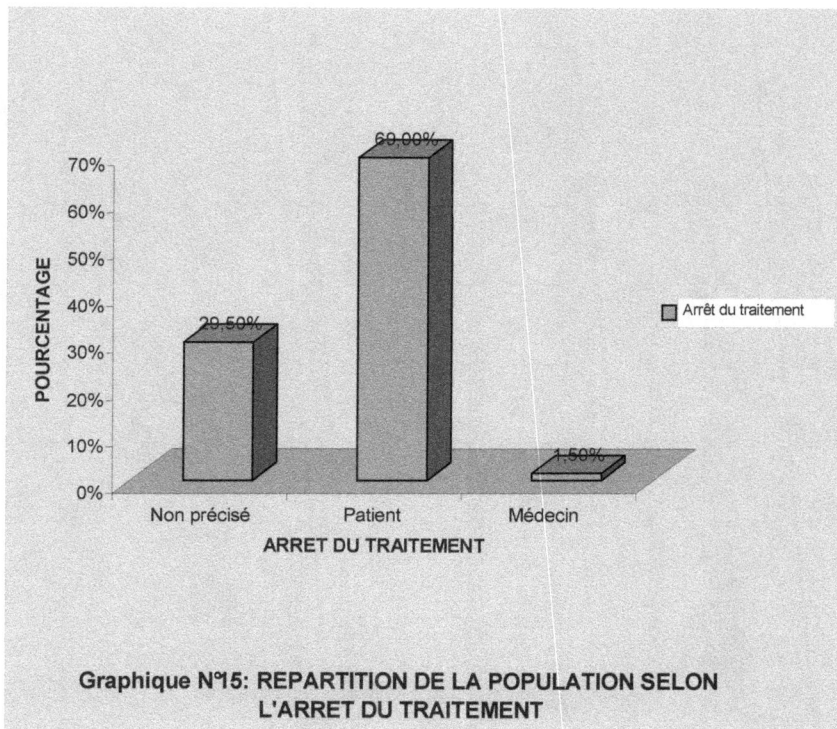

Graphique N°15: REPARTITION DE LA POPULATION SELON L'ARRET DU TRAITEMENT

- 69% des patients réadmis ont arrêté de leur propre gré
le traitement.

- Seuls 1,5% des patients réadmis ont un traitement interrompu
par le médecin

- 29,5% des patients n'ont pas précisé s'ils ont arrêté ou non
le traitement.

Graphique N°16 : REPARTITION DE LA POPULATION SELON LE
NIVEAU D'ETUDE DES PATIENTS AYANT ARRETES LE TRAITEMENT

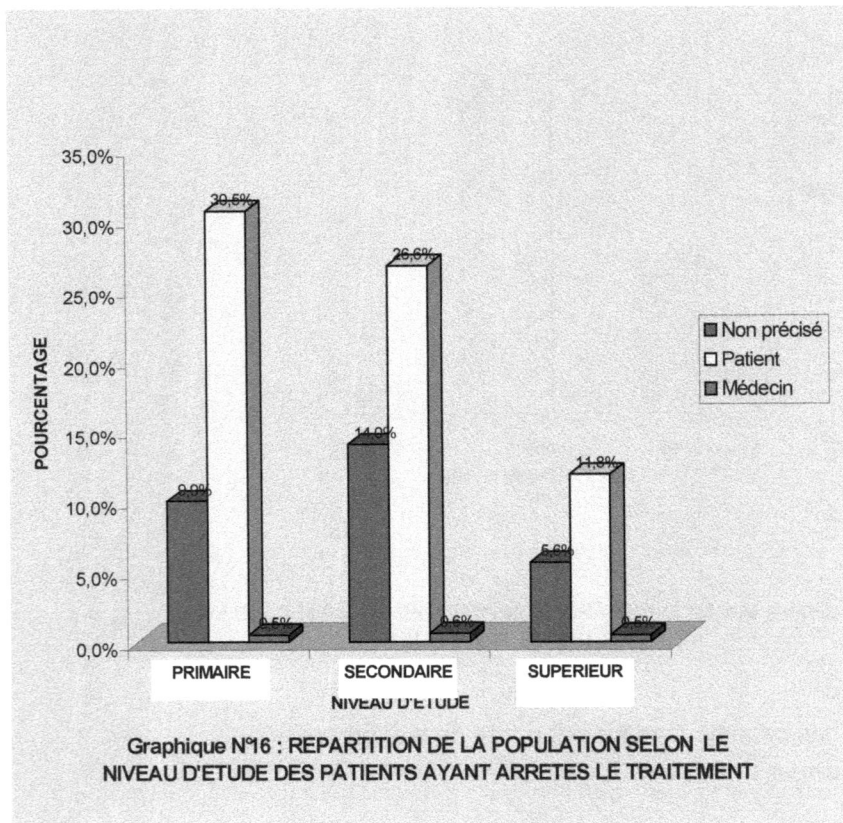

- Les patients réadmis ayant un niveau d'études supérieur
  arrêtent moins souvent (17,86%) leur traitement contre
  40,9% pour le primaire.

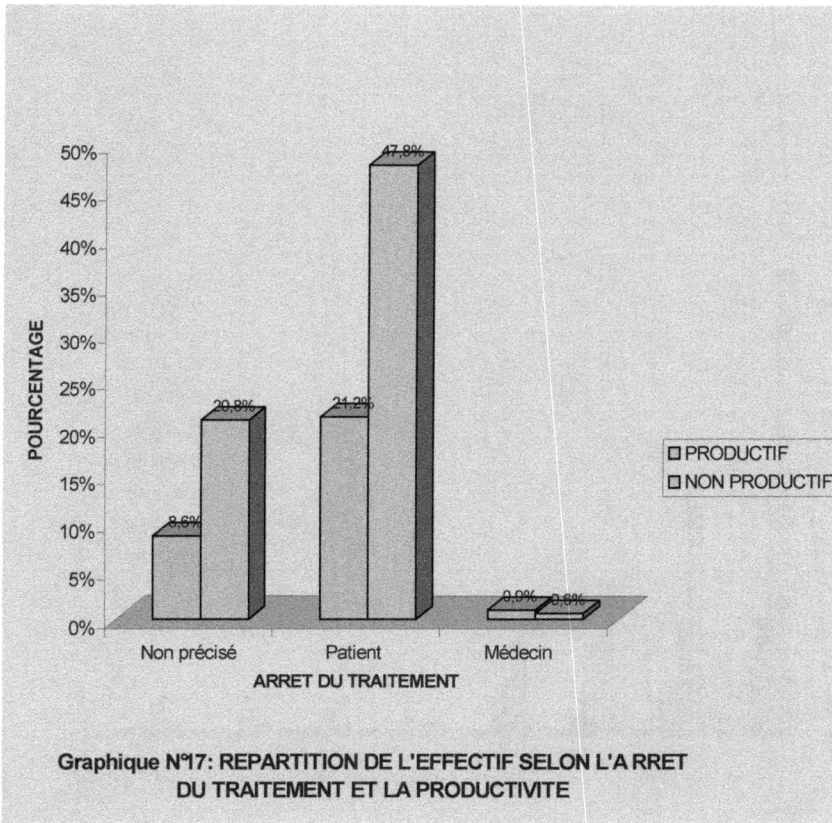

Graphique N°17: REPARTITION DE L'EFFECTIF SELON L'A RRET
DU TRAITEMENT ET LA PRODUCTIVITE

Calcul du khi
deux :   khi = 6,02

p = 0,0492 <=> 4,92% < 5%, khi deux significatif.

On peut donc conclure que la productivité
influence l'arrêt du traitement.

- Plus le patient est productif moins il arrête le traitement.

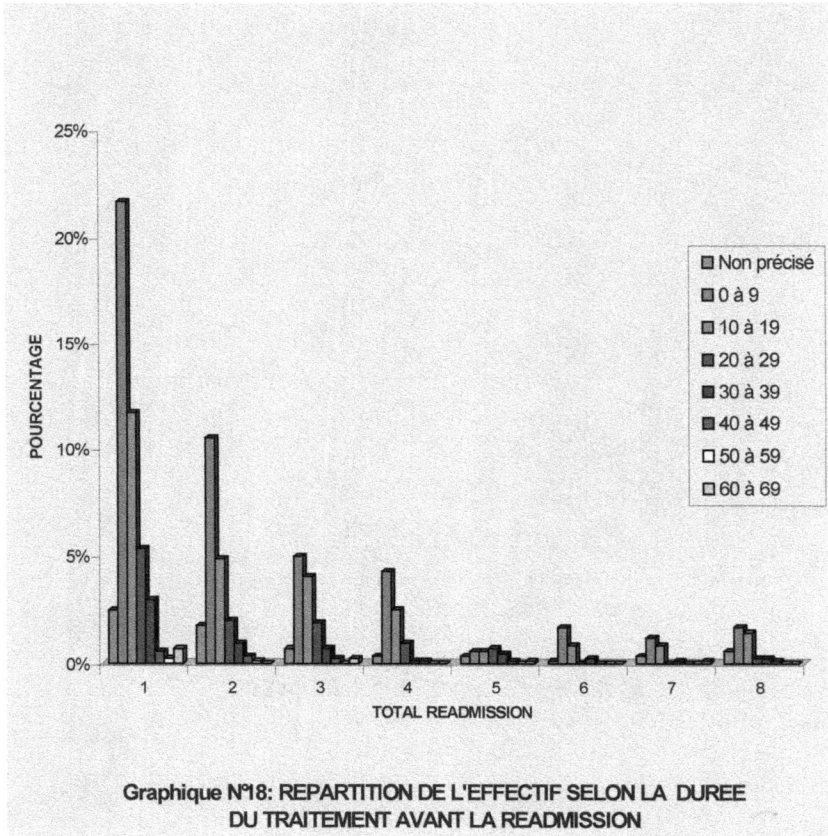

Graphique N°18: REPARTITION DE L'EFFECTIF SELON LA DUREE DU TRAITEMENT AVANT LA READMISSION

- Plus la durée du traitement avant la première réadmission est courte, plus la réadmission intervient précocement.

TABLEAU N° III: REPARTITION DE LA POPULATION SELON LES EVENEMENTS DE VIE DANS LES 3 MOIS PRECEDANT LA READMISSION

Evénements de vie	Pourcentage	Fréquence
Non précisé	10,7%	90
Hospitalisation en milieu psychiatrique	13,7%	116
Accouchement	3,2%	27
Conflit familial	23,6%	199
Perte de l'emploi	3,4%	29
Décès d'1 membre de la famille	5,8%	49
Arrêt de l'activité rémunératrice	8,6%	73
Prise de toxiques	9,2%	78
Retraite Spirituelle	5,1%	43
Guerre	1,3%	11
Tentative de suicide	2,2%	19
Conflit en rapport avec le travail	4,0%	34
Séjour carcéral	3,7%	31
Voyage (village, à l'étranger)	4,9%	41
Inceste	0,6%	5
Total	**100,00%**	**845**

Les évènements de vie les plus récurrents sont:
- Les conflits familiaux (23,6%) .
- l'hospitalisation en milieu psychiatrique (13,7%)
- Dans 10,7% des cas aucun événement de vie n'est précisé.

III - DISCUSSION

Dans notre étude nous avons trouvé des taux de réadmission variant de 34,04% à 41,32%.

Ces taux sont proches de ceux répertoriés par KONE D [36] qui trouvait des taux variant de 37,47% à 44,35%.

Nous constatons que la progression du taux des réadmissions est stable et régulière, bien qu'une inflexion soit observée en 2001 (Graphique n° 2).

On peut conclure que les taux des réadmissions sont constants bien qu'il y ait eu des évènements administratifs comme la participation de la population à leurs propres frais de santé par arrêté ministériel (annexe 2).

Nos taux de réadmission comparés avec ceux obtenus dans la littérature ne diffèrent pas de ceux de HOGARTY [34] qui trouvait un taux de 37%.

SLATER [47] quant à lui trouvait chez des schizophrènes traités un taux de 40%, nous devons toutefois signaler que son travail ne concernait que les schizophrènes.

Pour l'ensemble des hôpitaux de New York sur une période dix-huit ans (de 1955 à 1972), le taux de réadmission est passé de 27,2% à 60,6% soit une forte progression de l'ordre de 33% [25].

Malgré ces taux variables et constants des réadmissions en Cote d'Ivoire, faut-il s'alarmer comme aux Etats-Unis avec TAUBE ? [51]

Nous pensons que non puisque les statistiques hospitalières de l'HPB en matière de réadmission sur une période de vingt ans montrent une faible progression du taux de réadmission de l'ordre de 7%. Sur la même période la progression du taux de réadmission aux Etats-Unis a été de l'ordre de 33%. [25]

Cependant une surveillance s'impose pour suivre les réadmissions comme indicateur du maintien des patients au sein de leur communauté.

Ces travaux montrent le niveau des difficultés rencontrées par nos patients dans leur famille et dans la société.

En plus du travail d'explication et d'information fait auprès des familles pendant l'hospitalisation à l'HPB, il est temps d'ouvrir des conseils pour les familles et envisager des aides concrètes dans le cadre du travail extrahospitalier car parmi les facteurs de réadmission, les conflits familiaux sont en première position.

Le taux de réadmission par sexe quant à lui indique une progression très lente chez les femmes passant de 33,27% en 1998 à 35,74% en 2002. Contrairement à celui des femmes, le taux de réadmission chez les hommes est plus marqué passant de 34,83% en 1998 à 43,88% en 2002 (Graphique n°3).

Il faut par ailleurs faire remarquer que le mouvement général de fréquentation de l'hôpital est marqué par une baisse générale du taux d'hospitalisation. Sur cinq ans, ce taux est passé de 1138 malades en 1998 à 835 malades en 2002, soit une réduction de l'ordre de 26,63 % (Graphique n° 1). Les réadmissions quant à elles se maintiennent à un taux constant passant de 388 en 1998 à 345 patients en 2002.

Cette baisse de la fréquentation peut être due soit à :
- une tendance générale de baisse de la fréquentation des hôpitaux ?
- une démotivation du personnel ?

- une baisse de la qualité des soins ?

- une percée des médecines non conventionnelles ?

- un problème d'accessibilité aux soins et de disponibilité des médicaments ?

Des études complémentaires pourraient être effectuées pour déterminer avec précision les raisons de la baisse de la fréquentation des hôpitaux de façon générale en CI.

De la répartition par sexe des patients réadmis, il ressort que les hommes sont trois fois plus réadmis que les femmes avec un taux de 70,50% chez les hommes et 29,50% chez les femmes (Graphique n°4).

COULIBALY M. [20], dans une étude sur l'utilisation des services de santé par des réfugiés libériens, trouve un taux de 67,74% chez les hommes et 32,26% chez les femmes.

YEO-TENENA J.M. [54], dans une étude sur l'utilisation des services de santé par 482 patients hospitalisés en 1998 à l'hôpital psychiatrique de Bingerville, trouve une proportion de 53,3% chez les hommes et 47,7% chez les femmes.

Les estimations du sexe ratio comme le souligne YEO-TENENA [54] sont rendus délicates par les questions de recrutement, deux services sur trois de l'HPB ne recevant que les hommes.

L'ensemble des travaux en santé mentale en CI concorde sur ce point.

CHRISTENSEN [16] quant à lui trouve un taux de 55%.

Ce critère du sexe n'est pas mentionné comme significatif par les auteurs ayant analysés ce facteur.

Concernant la répartition de notre population selon les tranches d'age (Graphique n° 5), il existe une unanimité des trava ux qui constatent que plus le patient est jeune plus il est souvent réadmis et que concernant spécifiquement les schizophrènes l'évolution peut être favorable sous l'influence calmante et lénifiante de la sénescence. [46], [47], [16]

Cette constatation est une incitation à développer :
- des structures spécifiques aux jeunes au sein de la communauté.
- des structures intermédiaires de prise en charge psychiatrique
Elle plaide aussi en faveur d'une prise en charge spécifique des jeunes et des adolescents avec des efforts à consentir au niveau de la formation du personnel.

Concernant le lieu de résidence (Graphique n° 6), l e fait que 86,3% des patients vive en zone urbaine conforte à l'idée selon laquelle les structures intermédiaires comme les hôpitaux de jour, les centres communautaires sont aujourd'hui indispensables en zones urbaines.

Nous pensons que la faible représentation de la zone rurale est à rapprocher du fait que la zone rurale offre un cadre où les troubles du comportement sont plus facilement contenus qu'en zone urbaine.

La répartition de notre effectif selon le statut matrimonial, indique un taux de l'ordre de 66,5% de célibataires (Graphique n° 7). Les travaux réalisés en CI [20], [54] montrent régulièrement une prédominance de célibataires.

Si notre effectif montre 66,5% de célibataires, ANTONIOLI D. [11] lui trouve un taux de 71% dans sa population de patients réadmis. Nous pouvons avec lui affirmer que ces taux ne permettent pas de tirer de conclusion.

La répartition de notre population selon la profession (Graphique n° 8), fait ressortir que celle-ci est dominée par les élèves et étudiants (27,9%), les sans emploi (18,3%) et les ménagères (12,2%). Ces catégories professionnelles sont caractérisées aussi par le manque de revenus financiers.

La surreprésentation des élèves et étudiants dans les statistiques hospitalières serait à rapprocher de la jeunesse de la population de l'hôpital psychiatrique (78 % des patients ont moins de 35 ans).

Cette constatation demande une réelle politique d'accessibilité des malades mentaux aux soins et aux médicaments.

La répartition de notre population selon le critère de productivité (Graphique n° 9), fait ressortir que plus le sujet est productif moins il est réadmis. Les patients non productifs (69,2%) sont le plus souvent réadmis.

Il devient donc urgent d'envisager une politique favorisant la création d'activités rémunératrices pour les malades psychiatriques, avec la mise en place d'un plan de réinsertion sociale des malades mentaux.

Ces constatations sont comparables à celles de ANTONIOLI D. [9]

Ces mêmes constatations sont reprises par MANTONAKIS [39] et CHRISTENSEN [16] qui mentionnent la valeur d'une activité rémunératrice comme mesure préventive de réadmission.

L'analyse de la répartition de la population selon la durée de la première hospitalisation (Graphique n° 10) indique que le taux de réadmission semble croître avec le raccourcissement de la durée de la première hospitalisation.

En effet, 72,3 % de notre effectif de patients réadmis avait un séjour hospitalier de moins de trente jours lors de la première hospitalisation.

La durée de séjour la plus courte était de deux jours et la plus longue de cent quatre jours.

La transformation de l'hôpital psychiatrique de Bingerville en un outil thérapeutique a poussé les praticiens à raccourcir la durée du séjour hospitalier des malades. Les données disponibles situent les moyennes des durées d'hospitalisation de trois à quatre semaines.

ANTONIOLI D. [10] affirmait dans une étude similaire que plus le nombre de jours d'hospitalisation était élevé, plus le taux de réadmission augmentait. Il faut cependant faire remarquer que cette affirmation prenait en compte l'ensemble des durées des hospitalisations et non la durée de la première hospitalisation.

Il faut dire que le raccourcissement de la durée d'hospitalisation des malades à l'hôpital psychiatrique de Bingerville permet de lutter contre l'abandon et le rejet des malades mentaux en créant un mouvement au sein de l'hôpital.

La répartition de notre population selon l'environnement du patient (Graphique n° 11), fait ressortir qu'aucun malade d e notre effectif ne vivait seul.

Faut-il considérer ce fait comme la retombée de la politique incitative de l'accompagnement du malade au cours de son hospitalisation par la famille, ou d'une évolution de la perception des malades mentaux par la société ?

Nous devons signaler que dans les faits, aucune politique n'est mise en œuvre dans ce sens. Il est donc difficile d'arrêter une opinion tranchée sur ce fait.

Le rôle des évènements de vie dans la forme et l'évolution des pathologies autant mentales que physiques est largement acquis dans la littérature psychiatrique [38].

Dans notre population d'étude de patients réadmis, les évènements de vie les plus récurrents sont (Tableau n° III) :
- les conflits familiaux et conjugaux familiaux (26,3%)
- l'hospitalisation récente en milieu psychiatrique (13,7%)
- dans 10% des cas aucun évènement de vie déclenchant n'est retrouvé.

Il est difficile de tirer une conclusion générale sur le rapport entre les évènements de vie et les réadmissions d'autant plus qu'il entre en ligne de compte le vécu, la personnalité de l'individu, l'impact et l'intensité de l'évènement attribuée par l'individu.

ANTONIOLI D. [9], quant à lui, indique qu'il est difficile de déterminer avec précision rétrospectivement les causes de réadmission.

Nous indiquons que nos valeurs indicatives de 15,9% se rapprochent de celles de cet auteur quant à l'environnement familial conflictuel (13,4%).

Soulignons que 3,7% de notre population rapportait leur réadmission à un séjour carcéral.

La répartition de notre population selon la présence ou non d'un antécédent psychiatrique familial (Graphique n° 12) fait ressortir que 31% de notre effectif avait un antécédent psychiatrique familial.

Ce taux rapporté aux réadmissions est difficilement interprétable bien que le rôle des facteurs génétiques dans la survenue de certaines pathologies psychiatriques (schizophrénies, psychoses maniaco-dépressives) soit aujourd'hui une donnée acquise.

La participation de l'hérédité dans la survenue de rechute conduisant à la réadmission nécessite des études complémentaires pour établir ou non un lien formel.

Le critère de l'usage de substances toxiques dans la survenue de la réadmission fait ressortir la participation des substances toxiques dans la survenue de la réadmission (Graphique n° 13).

Mais le calcul du khi deux ne nous permet pas de dire qu'il existe un lien entre la réadmission et l'usage de substances toxiques.

Le lien entre l'usage de substances toxiques et les pathologies mentales est très complexe.

Les effets et les conséquences de l'usage des toxiques sur l'individu sont connus : ébriété, confusion mentale, syndrome délirant, troubles perceptifs…

Ces constatations cliniques sont autant de situations qui peuvent entraîner une admission, voire une réadmission.

CHRISTENSEN [16] incrimine l'alcool et les toxiques dans 13% des cas comme cause de survenue de réadmission.

Dans les causes de réadmissions, plusieurs facteurs interviennent depuis les événements de vie jusqu'aux modalités de l'assistance psychiatrique en passant par le diagnostic.

FLORENTIN T. [25] reprenant la question du syndrome de la porte tournante indiquait que le profil du patient réadmis était le plus souvent un patient jeune diagnostiqué schizophrène.

Nos statistiques (Graphique n° 14 a) indiquent q ue les pathologies mentales selon la classification DSM IV [22] les plus souvent réadmises sont :
- Les troubles schizophréniques (30,3%)
- Les troubles psychotiques brefs (25,6%)
- Les troubles de l'humeur (21,3%)

Les schizophrénies par définition sont des pathologies au long cours qui débutent chez le sujet jeune. Leur évolution est souvent marquée par des périodes de désorganisation mentale pouvant conduire à une réadmission.

Les formes cliniques des schizophrénies les plus souvent réadmises (Graphique n° 14 b) sont :
- les formes paranoïdes (13,4%)
- les formes catatoniques (6,4%)
- les formes indifférenciées (6,2%)

- les formes résiduelles ne représentent que 1,8% des pathologies réadmises.

Concernant les troubles psychotiques brefs (25,6%), ils ont longtemps été considérés comme des pathologies fréquentes en psychiatrie africaine.

A Dakar, COLOMB H. cité par AGOH K. [3], a tenté de rapporter les caractères de la bouffée délirante incluse dans les troubles psychotiques brefs à la réalité africaine isolant ainsi les particularités qui lui sont propres.

Les travaux de DELAFOSSE R.C.J. [21] stipulent que l'évolution des bouffées délirantes selon le sexe donne à 6 mois une pathologie résiduelle à 56% chez les hommes et à 35% chez les femmes. A un an ce taux est de 56% chez les hommes et à 41% chez les femmes.

Ces pathologies résiduelles donnent lieu à des rehospitalisations ultérieures.

Signalons que les patients paranoïaques n'ont pas été souvent réadmis dans notre étude.

Notre population, repartie selon l'arrêt du traitement (Graphique n° 15), montre que 69% de nos patients ont arrêtés le traitement de leur propre gré.

Chez 29% de nos patients, aucune information sur l'arrêt du traitement médicamenteux n'était retrouvée dans leur dossier clinique.

Seul 1,5% de notre effectif avait un traitement arrêté par le médecin traitant.

CHRISTENSEN [16] trouvait lui un taux de 37,86% pour les patients réadmis ayant arrêté le traitement médicamenteux d'eux même.

ANTONIOLI [11] dans un travail similaire trouvait un taux de 24,7%.

Le fait que près de 70% de nos patients soit réadmis après interruption par eux même du traitement médicamenteux, incite à une plus grande attention dans l'organisation des post cures et à la création de structures intermédiaires de prise en charge psychiatrique au sein de la communauté afin de permettre la continuité des soins.

La répartition de notre effectif selon le niveau d'étude (Graphique n° 16) nous montre que plus le niveau d'étude est élevé moins le sujet est réadmis.

Il est difficile de tirer une conclusion dans la mesure où les dossiers cliniques des malades n'indiquaient pas toujours le niveau d'étude des patients réadmis. Nos statistiques concernaient leur niveau d'étude lors de leur première admission.

La poursuite du traitement médicamenteux est aussi influencée par la productivité du patient (Graphique n° 17). Le khi d eux calculé étant significatif, on peut conclure que les patients productifs sont moins réadmis car ils arrêtent moins le traitement médicamenteux.

La répartition de la population d'étude selon la durée du traitement médicamenteux (Graphique n° 18) nous indique que pl us la durée du traitement est brève plus la réadmission intervient précocement.

Quand on observe le profil diagnostic, les pathologies le plus souvent réadmises relèvent de psychoses qui par définition sont des pathologies où le patient ne se reconnaît pas malade avec pour corollaire une interruption fréquente du traitement médicamenteux.

Mais la question n'est pas si simple puisque la tendance actuelle est de rapprocher l'hospitalisation en psychiatrie avec des séjours plus bref comme en médecine générale.

Après avoir analysé les facteurs de réadmission que nous avons retenu, nous pouvons faire les observations suivantes :

Les facteurs corrélés avec une augmentation du risque de rehospitalisation sont :

- l'age < 35 ans
- la résidence en zone urbaine
- le célibat
- le niveau d'étude primaire
- l'absence d'activité rémunératrice
- le diagnostic de schizophrénie
- la durée du séjour hospitalier lors de la première admission de moins de trente jours
- le fait de vivre dans un environnement familial conflictuel
- le fait d'arrêter le traitement médicamenteux après moins de dix jours de traitement de son propre gré

Les facteurs corrélés avec une baisse du risque de rehospitalisation sont:

- un age > 55 ans
- une résidence en zone rurale
- le mariage
- un niveau d'étude supérieur
- le fait d'avoir une activité rémunératrice

- un diagnostic de paranoïa

- un séjour hospitalier lors de la première hospitalisation de plus de quarante-cinq jours

- le fait de vivre seul et dans un environnement peu conflictuel

- une durée de traitement de plus de cinquante jours régulièrement suivie par un psychiatre

CONCLUSION

Au terme de cette étude nous retenons que :

- Le taux de réadmission à l'hôpital psychiatrique de Bingerville entre les années 1998 et 2002 oscille entre 34,09% et 41,32%.

Ces taux sont stables depuis deux décennies, il ne faut donc pas s'alarmer comme aux Etats-Unis avec TAUBE.

Les réadmissions représentent un baromètre indiquant le niveau de problèmes non résolus en santé mentale, mais aussi les difficultés rencontrées par les patients pour se maintenir au sein de la communauté.

- le profil du malade réadmis, est celui d'un malade jeune d'age moyen de 28 ans, domicilié en zone urbaine, célibataire, sans activité rémunératrice, diagnostiqué schizophrène, vivant dans un environnement familial conflictuel, et avec un traitement médicamenteux arrêté après moins de dix jours de traitement.

Ces différentes constatations permettent d'indiquer :
- L'urgence de la mise en place d'un programme national de santé mentale
- L'effort à fournir pour la réhabilitation psychosociale des patients psychiatriques
- Le caractère impératif d'une politique d'accessibilité aux soins et aux médicaments des malades mentaux

Nous espérons que notre travail permettra aux médecins, ainsi qu'au personnel paramédical de mieux comprendre les différents aspects des réadmissions, de détecter les patients à risque afin d'agir préventivement et ainsi pouvoir améliorer les conditions d'existence des usagers des hôpitaux psychiatriques.

REFERENCES BIBLIOGRAPHIQUES

1- ABHE S. A.

Le problème du rejet des malades mentaux en Cote d'Ivoire (étude psychosociale)

Université nationale de Cote d'Ivoire, mémoire de licence, département de psychologie, 1981

2- ABRAMOWITZ S.,TURPIN J.,BERGER A.

Multivariate prediction of hospital readmission

Comp. Psychiatry, vol 25, n°1, 1984, P 71-76

3- AGOH L. A.

Approche étiologique des bouffées délirantes chez les adolescents (de 15 à 21 ans) hospitalisés à l'hôpital psychiatrique de Bingerville en 1991

Mémoire de C.E.S. de psychiatrie, 1992

4- ALDEN A. R., WEDDINGTON W., JACOBSON C., GIANTURCO D.

Group aftercare for chronic schizophrenia J clin psychiatry, 1979, P 249-252

5- AMIEL R.

Rapport d'expertise sur la santé mentale en Cote d'Ivoire (15 octobre -15 décembre 1962)

O.M.S., 1963, AFR/MH/1-63

6- ANDREOLI A.

Un regard européen sur la désinstitutionalisation américaine

L'information psychiatrique, n°10, décembre 1988, P 1259-1277

7- ANGST J.

The course of affective disorders

Psychopathology, 19 (suppl 2), 1986, P 47-52

8- ANTHONY W., BUELL G., SHARRAT S., ALTHOFF M.

Efficacy of psychiatric rehabilitation

Psychological bulletin, vol P78, 1972, P 447-456

9- ANTONIOLI D.

Réadmission des schizophrènes: détermination d'un indice de risque

L'information psychiatrique, 66, 1,1990, P 893-897

10- ANTONIOLI D.

Etude multifactorielle des réadmissions des patients schizophrènes

Thèse médecine université de Lausanne, 1989

11- ANTONIOLI D., REY BELLET, MULLER J.

Réadmission des schizophrènes : étude rétrospective sur 5 ans   Annales

médico-psychologiques, 146, 5, 1988, P 421-438

12- BARRELET L.

Le devenir de la bouffée délirante

L'information psychiatrique, 1986, 62, P 353-361

13- BLUMENTHAL R., D. KREISMAN, P. O'CONNOR

Return to the family and is consequence for rehospitalisation among recently

discharged mental patients

Psychological medicine, 12, 1982, P 141-147

14- BONNY J. S.

Contribution à l'étude historique de l'hospitalisation des malades mentaux en

Cote d'Ivoire

Mémoire de C.E.S. de psychiatrie, Abidjan 1991

15- CARONNE B. J., HARROW M., WESTEMEYER

Post hospital course and outcome in schizophrenia

Arch. gen psychiatry, 1991,48, P 247-253

16- CHRISTENSEN J. K.

A 5-year follow-up study of male schizophrenics

Acta psychiat. scand. 50, 1974, P 60-72

17- CIM 10: CLASSIFICATION OF MENTAL BEHAVIOURAL
    DISORDERS

Clinical descriptions and diagnostic guidelines

O.M.S. Geneva 1992

18- COHEN M.R., ANTHONY W.A., VITOLA R.

The measurement of rehabilitation outcome

Schizophrenic bull 4, 1978, P 365-383

19- CORYELL W., WINOKUR G.

Course and outcome

In handbook of affective disorders E S Payked (ed)

Guilford press, Ed, New York, 1984, P 93-106

20- COULIBALY M.

Analyse médicale de l'hospitalisation de 31 réfugiés libériens colligiés à l'hôpital psychiatrique de Bingerville de 1990 à 1995

Thèse de doctorat en médecine, Université de cocody Abidjan, 2000, 2860

21- DELAFOSSE R. C .J.

Approche différentielle selon le sexe de l'évolution à court terme des bouffés délirantes

Thèse médecine université d'Abidjan novembre, 1975, 75

22- DSM IV : CRITERES DIAGNOSTICS

(Washington D.C., 1994)

Traduction française par J.-D. Guelfi, massons, paris, 1996

23- EXNER J., MURILLO L.

Early prediction of post hospitalisation relapses

J. psychiatr. res. , vol12, 1975, P 231-237

24- FADIGA M.

Processus de prise en charge et rechutes

Mémoire de C.E.S. de psychiatrie, Abidjan, 2002

25- FLORENTIN T., CASTRO B., SKURNIK N.

Où en est le syndrome de la porte tournante ?

Annales médico-psychologiques, 154, 7, 1996, P 474-478

26- GAEBEL W., PIETZKER A.

Prognosis of the course of schizophrenic psychose compared to the other psychiatric illnesses eur ach psychiatr neurol sci 234, 1984, P 189-197

27- GELLER J. L.

A historical perspective on the role of States Hospitals Viewed from the Era of the Revolving Door

Am. J. psychiatry, 149, 1992, P 1526 -1533

28- GOMEZ E.

Small supportive treatment units and the problem of recidivism in indigent chronic

Psychiatric Q, 53(3), 1992, P 171-183, 1977

29- GUILLOUX J.

Psychoses délirantes aigues: statut nosologique et évolution

Revue française de psychiatrie, vol 5, 1987, P 9 -13

30- HAZERA M, ESVAN J.

Aspects actuels des troubles mentaux en Cote d'Ivoire

Médecine tropicale, vol 41, n°3, mai juin 1981

31- HAZERA M., TEBAO M., M. BALI

Commentaires sur quelques caractéristiques sociales des malades de l'hôpital psychiatrique de Bingerville

Archives INSP, 1970

32- HERZ M. , ENDICOT S. , SPITZER R.

Brief hospitalisation a two year follows up

Am. J. psychiatry, 134, 1977, P 502-507

**33- HUGUELET P., BINYET S., FAVRE S., GONZALEZ C.,
     ZABALA I.**

L'influence du sexe sur le devenir d'une cohorte de patients schizophrènes

Actualités psychiatriques, vol 24, n°4, 1994, P 8 -13

34- HOGARTY G.

Treatment and the course of schizophrenia

Schizophrenia bulletin, vol 3, n°4, 1977, P 587-59 9

35- INSTITUT NATIONAL DE LA STATISTIQUE

Recensement général de la population et de l'habitat, 1998

36- KONE D.

Les réadmissions en milieu psychiatrique (réflexion sur leurs significations)

Thèse médecine, Université d'Abidjan, 1983, n° 435

37- KIRK S.

Who gets aftercare? A study of patients discharged from state hospitals in Kentucky

Hosp and comm. psychiatry, volt 28, n° 2, 1977, P 1 09 -114

38- LALONDE, GRUNBERG et coll.

Psychiatrie clinique

Approche bio psycho sociale, 1988, édit gaetan Morin

**39- MANTONAKIS J.E., JEMOS J., CHRISTODOULOV N.,
     LYKOURAS E.**

Short term social prognosis of schizophrenia

Acta psychiat, scand, 66, 1982, P 306 -310

40- MULLER C.

Les maladies psychiques et leur évolution influencée par l'age

Edition Hans Huber , Berne , Vienne Stuttgart,1981 , P 35 -56

41- NUEHRING E., THAYER J., LAUNER R.

On the factor predicting rehospitalisation among two state mental hospital patient population administration in mental health, vol 7, n°4, summer 1980, P 247-270

42- PERRIS C.

The distinction between bipolar and unipolar affective disorders

In handbook of affective disorders E S Payked (Ed) Guilford press, Ed, New York, 1984, P 45 -58

43- PSYCHIATRIE AUJOURD'HUI

Histoire de la folie en 1001 dessins

Numéro spécial n°26, 1979

44- REVUE PRATIQUE DE PSYCHOLOGIE DE LA VIE SOCIALE ET D'HYGIENE MENTALE

Numéro spécial, supplément n°3, 1958

Les maladies mentales et les conditions de leur assistance

Diffusée par la RTF, Paris 1958

45- RIFKIN A., QUITKIN F., RABINER C., KLEIN D.

Fluphenazine decanoate, fluphenazine hydrochlorid given orally and placebo in remitted schizophrenics

Arch gen psychiatry, vol 34, 1977, P 43 -47

46- SCHOOLER N., LEVINE J., SEVERE J., BRAUZER B., DIMASCIO A., KLERMAN G.

Prevention of relapse in schizophrenia, an evolution of fluphenazine decanoate

Arch. Gen. Psychiatry, vol 37, 1980, P 16 -24

47- SLATER V., LINN M., HARRIS R.

A retrospective review of relapse

J of psychiatric treatment and evaluation, vol 3, 1981,
P 515-521

48- SINGER L., EBTINGER R., MANTZ H.

Le devenir des bouffées délirantes: étude catamnestique de 74 cas

Annales medicopsychologiques; vol 138, 1980, P 1097-1107

49- SUTTER J. M., BLUMEN G., GUIN P., SCOTTO J. C.

Psychoses délirantes aigues

EMC 37230 A10, 1974, P 14

50- TALBOTT J.A.

La désinstitutionalisation et la reforme de la santé mentale aux Etats-Unis

L'information psychiatrique, 71, 4, 1995, P 358 -369

51- C. TAUBE, THOMPSON J., ROSENSTEIN M., ROSEN B.,
   GOLDMAN H.

The chronic mental hospital patient

Hosp. and comm... Psychiatry, vol 34, n°7, P 611-61 5, 1983

52- WASYLENKI D., P. GOERING, W. LANCEE, L. FISHER, S.
   FREEMAN

Psychiatric after care: identified needs versus referral patterns

Am.j.psychiatry, 138, 9, 1981, P 1228 -1231

53- WASYLENKI D., PLUMMER E., LITTMAN S.

An after care program for problem patients

Hosp. and comm. Psychiatry, vol 32, n° 7, 1981, P 4 93 -496

54- YEO-TENENA J. M.

Utilisation des services de santé par 482 patients hospitalisés en 1998 à l'hôpital psychiatrique de Bingerville

Mémoire de C.E.S. de psychiatrie, 2000

55- ZOLIK E., LANTZ E., RICHEMOND B., SOMMERS R.

Hospital return rates and pre release referrals

Arch. gen. psychiat. vol 18, 1968, P 712-717

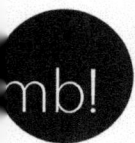

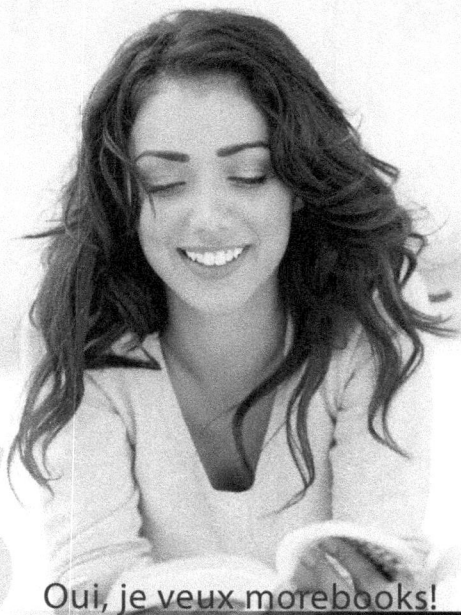

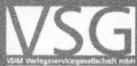

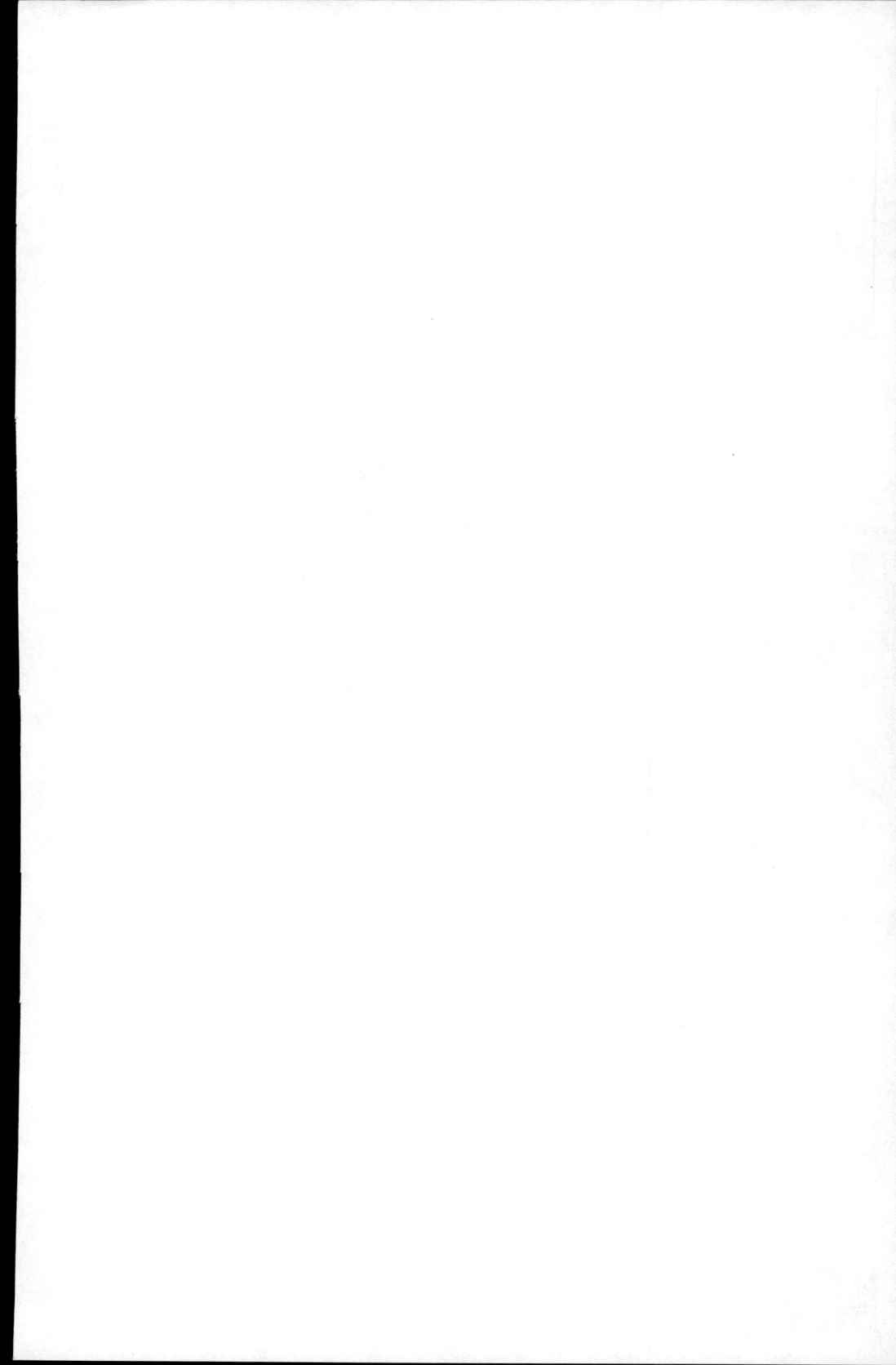

www.ingramcontent.com/pod-product-compliance
Lightning Source LLC
Chambersburg PA
CBHW021121210326
41598CB00017B/1531